健康生活系列丛书

常见急症的处理

主　编　周　欢

副主编　胥伶杰

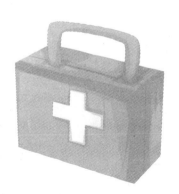

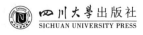

四川大學出版社

SICHUAN UNIVERSITY PRESS

项目策划：许　奕
责任编辑：许　奕
责任校对：张　澄
封面设计：胜翔设计
责任印制：王　炜

图书在版编目（CIP）数据

常见急症的处理 / 周欢主编 . — 2 版 . — 成都：
四川大学出版社，2021.4
　（健康生活系列丛书）
　ISBN 978-7-5690-4437-9

　Ⅰ . ①常… Ⅱ . ①周… Ⅲ . ①常见病－急性病－诊疗
Ⅳ . ① R459.7

中国版本图书馆 CIP 数据核字（2021）第 015884 号

书　名	常见急症的处理
	CHANGJIAN JIZHENG DE CHULI
主　　编	周　欢
出　　版	四川大学出版社
地　　址	成都市一环路南一段 24 号（610065）
发　　行	四川大学出版社
书　　号	ISBN 978-7-5690-4437-9
印前制作	四川胜翔数码印务设计有限公司
印　　刷	郫县犀浦印刷厂
成品尺寸	148mm×210mm
印　　张	4.375
字　　数	94 千字
版　　次	2021 年 5 月第 2 版
印　　次	2021 年 5 月第 1 次印刷
定　　价	32.00 元

四川大学出版社
微信公众号

前　言

在日常生活中，不小心受伤在所难免，比如割伤、烫伤、体育锻炼意外伤等，而且"天有不测风云，人有旦夕祸福"，车祸、食物中毒、溺水等有时候也会不期而至。这时候，你该如何处理呢？

对于这类急症，如果缺乏急救常识，想当然地处理，不仅不能急救，还可能延误时机，让伤病员遭受更大的伤害和痛苦，最后变成"帮倒忙"。如果能够掌握一些急救常识，在急症发生后及时正确地进行急救，不仅可以减少伤病员的疼痛，还可以为后面的救治打下基础，促进伤病员早日康复。在某些情况下，正确的急救措施还是挽救生命的关键。

本书是一本关于常见急症处理的科普读物，旨在介绍常见的急症发生后，如何就地取材，采用简单易行的处理措施，尽可能地减少对伤病员健康和生命的威胁；同时，还适当介绍了如何预防急症的发生以及一些在日常生活中应注意的事项。为便于读者阅读和参考，本书共分为六篇：急救基础知识篇、意外伤害篇、疾病篇、中毒篇、动物叮咬篇、灾害事故篇。

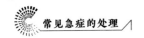

　　本书在编写中注意突出科学性、实用性、通俗性，真诚地希望能给读者带来一些有益的建议，为读者的健康和平安尽一点微薄之力。

　　由于我们水平有限，虽竭尽全力，但仍感书中有疏漏及不足之处，恳请广大读者批评指正。

周　欢

2020 年 12 月

目 录

急救基础知识篇

1

意外伤害篇

疾病篇

3

中毒篇

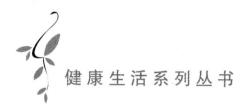

常见急症的处理

急救基础知识篇

众所周知，急诊急救能力是专业急诊医生的基本临床能力，其也逐渐成为人们日常生活中的一项基本技能。本篇着重介绍急诊急救的基本知识和基本技能，目的在于帮助读者在发生突发事件时，能够有条不紊地应对，将伤害降到最低。

⇨ 现场急救的一般思路是什么？

当车祸、中毒等急症事件发生时，如果充分利用现场人力、物力，及时采取合理有效的急救护理措施，能有效防止伤情恶化，降低伤残率和死亡率，为进一步入院救治创造条件。

急症事件的发生现场通常秩序混乱、情况复杂，时间紧、任务重，急救人员必须保持冷静，按一定的急救思路组织现场急救。现场急救的一般思路如下。

1. 观察现场，及时处理优先情况

（1）现场情况判断：首先确认现场环境安全。按照是否有人受伤、伤害原因判断、受伤人数及其严重程度估计、现场可利用的资源及需要的支援评价的思路进行。

（2）危重情况优先处理：需首先处理危重伤病员，检查意识状态、呼吸、脉搏、瞳孔反应等基本生命体征，并立即采取急救措施。

（3）排除现场潜在风险，如切断电源、关煤气阀并通风、及时灭火等，并帮助受困人员脱离危险。

2. 及时呼救

（1）向周围人群寻求帮助。

（2）根据实际情况，需要拨打"120""110""119""122"等电话寻求专业人员的帮助。通话过程中保持镇定，提供事件的发生时间、地点（尽可能提供附近街道的标志性建筑）、具体情况，以及伤员情况、在场不会离开人员的联系方式等。避免自行送危重伤病员到医疗机构，以免造成二

3

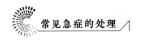

次损伤。

3. 对交通事故需特别注意的问题

对交通事故需要保护事故现场，如固定事故车辆、协调交通情况；一般不随意将伤病员移出事故发生地，如情况危急，移出时应在出事地点做标记；小心保管并登记伤病员财物，找旁证人签字。

4. 进行急救

通过查看现场伤情，依据先抢后救、先救后送和先重后轻的原则，争分夺秒地进行现场抢救。例如，先将伤病员搬离危险区域，帮出血者尽快止血，适时采取人工呼吸和胸外按压等。

➡ 在事故现场应该关注哪些情况？

对伤情的判断要有整体观念，切勿被局部伤口、伤病员的呼喊等迷惑。判断伤情时，主要应关注以下情况。

（1）生命体征情况：脉搏（观察心脏搏动）、呼吸、意识状态等。

（2）出血情况：大出血是伤情加重甚至死亡的主要原因，在现场应尽快判断大出血的部位；同时，如果伤病员出现脸色苍白、脉搏微弱、四肢冰凉或昏迷不醒等情况，应高度怀疑内出血。

（3）是否有骨折：对于有骨折的伤病员，应先行固定，以免搬运时加重伤情。

（4）皮肤及软组织损伤情况：如皮肤和软组织是否出现

血肿、淤血等情况。

➡ 现场急救的基本技术和步骤是什么？

对突然或意外情况导致心脏停止搏动和呼吸暂停的伤病员，如溺水者、冠心病发作者、中毒者等，推荐心肺复苏术，或基本生命支持，简称 CPR，目前推荐流程为 CAB，即胸外心脏按压、开放气道、人工呼吸。步骤如下（具体内容见后）：

（1）胸外心脏按压：在进行人工呼吸的时候，交替进行胸外心脏按压，以帮助伤病员恢复呼吸和心脏搏动。

（2）开放气道（呼吸道）和检查呼吸，这是实施急救前的准备。

（3）人工呼吸：开放呼吸道后，即进行人工呼吸。

➡ 如何判断伤病员是否有知觉？

拍击双肩并大声呼唤，注意切勿匆忙搬动。如果有反应，再让其做一些简单动作（如"握一下手"等）。如果10秒内没有反应，说明伤病员很危险。这时，要保持镇静，不能慌乱，绝对不要为了叫醒伤病员而使劲摇动其身体，这样只会使情况更糟糕。应保持伤病员呼吸道通畅，清理口腔和鼻腔中的呕吐物、血块等异物，在明确没有颈椎损伤时，将头往后仰或者侧向一侧，防止误吸或堵塞气道，导致呼吸停止。

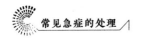

➡ 如何判断伤病员是否有呼吸？

观察伤病员胸廓有无起伏运动。正常的呼吸频率：成人为 12～20 次/分钟。即使伤病员呼吸没有停止，但是如果有呼吸次数增多、呼吸困难或打呼噜等情况，即为危险状态。

如果确认呼吸微弱或停止，要立刻进行人工呼吸。

➡ 怎样进行人工呼吸？

呼吸是人生命存在的象征。当发生意外事故，伤病员呼吸困难甚至停止时，应该立即对其进行人工呼吸，否则很快就会造成死亡。人工呼吸是急救中十分重要的救命方法之一，是用人为的力量来帮助伤病员进行呼吸，使其最后恢复自主呼吸的一种急救方法。

1. 进行人工呼吸前的准备工作

（1）开放气道：将伤病员的衣领解开，腰带放松，并注意保暖。同时需要把伤病员口腔和鼻腔里的呕吐物、血块、痰、义齿（假牙）、泥土等异物完全清除，以防呼吸道阻塞。如果伤病员是仰卧位，可将其下巴抬高，并在脖子下（注意不是头下）垫上毛巾、衣服或是小枕头，这样有利于开放呼吸道。

（2）观察呼吸：使伤病员呼吸道通畅后观察其胸部有无起伏，听听其口、鼻有无呼吸的声音，确认呼吸是否仍在继续。

2. 人工呼吸方法

人工呼吸有多种方法，如口对口、口对鼻、口对口鼻，或口对防护装置进行人工呼吸。

口对口人工呼吸操作简便、容易掌握，而且气体的交换量大，接近或等于正常人呼吸的气体量。使用此法对大人、小孩效果都很好。其具体操作方法如下：

（1）伤病员取仰卧位（胸、腹朝上），急救者在其左侧，右手放在伤病员前额（额头）并向下后方压，左手托起伤病员下颌部（下巴），使其头尽量后仰，以保持呼吸道通畅。

（2）有条件时可在伤病员口上盖一块纱布或手帕，急救者用放在伤病员前额上的手的大拇指和示指（食指）捏紧其鼻孔，不让漏气；然后平静呼吸状态吸一口气，缓缓吹入，吹气至少持续1秒钟，判断通气量是否足够以是否能引起患者胸廓起伏为准。

（3）吹气停止后，随即离开伤病员嘴唇，放松其鼻孔，让伤病员自动呼气，也可用一只手压迫伤病员前胸帮助其呼气。

（4）给予2次人工呼吸，其后每3～5秒一次。吹气是否有效仅观察胸廓是否有起伏即可。

如果伤病员口腔有严重外伤或牙关紧闭，可对其鼻孔吹气（此时必须堵住口），即为口对鼻吹气法。如果是儿童出现呼吸停止，则可采用口对口鼻吹气，即口唇包住患儿口鼻部。

如果伤病员心脏搏动也停止，必须同时进行胸外心脏按压。

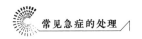

➡ 如何判断伤病员是否有心脏搏动？

现在判断是否有心脏停搏，统一要求触摸颈动脉。目前不要求非医务人员判断脉搏，仅需要观察胸廓是否有起伏。如果患者没有呼吸或呈叹息样呼吸，则判定为心脏骤停。

➡ 怎样做胸外心脏按压？

胸外心脏按压就好像"人工心搏"，暂时帮助心脏进行工作，使血液压出去、流回来，能继续循环。其具体操作方法如下：

（1）当发现伤病员心脏搏动微弱或停止时，应立即将伤病员仰卧放到地面或硬板上，使其头部后仰，并解开上衣。

（2）急救者跪在伤病员左侧，把右手掌放在伤病员的胸骨中下 1/3 处（胸骨的下半部），再用左手掌叠放在右手背上面，手臂保持伸直，垂直于患者胸壁用力下压，使胸骨下压幅度约 5－6 厘米；然后突然放松，让其胸部自然复位，使血液回流心脏。放松时，急救者的手不能离开伤病员的胸壁，以免改变部位。

（3）如此有节奏地、均匀地反复进行，100～120 次/分钟，按压与放松的时间相同，直到伤病员心脏搏动恢复。

（4）在进行胸外心脏按压时，应该避免冲击式按压，不要用力过猛，以防止伤病员的肋骨骨折或其他内部器官损伤；同时要防止伤病员因胃部受压，使胃里的食物倒流，误吸入气管。

➡ 怎么做心肺复苏？

当发现患者意识丧失，在环境安全的情况下就地抢救。首先轻拍患者双肩（避免晃动患者的身体），在患者两侧耳旁均大声呼唤（轻拍重喊），同时直视患者胸部观察呼吸（判断时间不超过 10 秒）。确认患者无反应、无呼吸或仅有喘息，立即呼救，邀请他人帮助拨打急救电话。记录抢救时间，准备复苏体位。将手指置于患者喉旁两指处检查颈动脉（不超过 10 秒）。确认无颈动脉搏动，将患者仰卧于平地上，松解患者衣扣和腰带，充分暴露胸、腹部。接着进行胸外心脏按压（详见前述）。然后，用仰头举颏法开放患者气道，怀疑颈椎损伤的患者采用推举下颌法。右手保持仰头举颏姿势，左手捏住患者鼻孔。深吸气后用双唇紧密包绕封住患者的口外部，持续吹入气体 1 秒钟，同时观察患者胸部有无起伏。重复一次。按照胸外心脏按压—开放气道—人工呼吸，重复五个循环。当第五个循环吹气结束后，将手指置于患者喉旁两指处检查颈动脉搏动（不超过 10 秒），观察呼吸的同时环顾患者全身，包括面部，评估按压效果。

➡ 什么情况下应该实施心肺复苏？

心肺复苏主要适用于伤病员出现心脏搏动和呼吸骤停时，常见的情况有：

（1）溺水最严重的损害是缺氧，因此尽快恢复氧供、改善通气和灌注是非常重要的。一些溺水者因为喉痉挛或闭气没有吸入水。即使吸入了水，也没有必要清除气道的水，因为吸入的水量少且很快就被吸收进入循环。除非是采用抽吸的方式，任何形式排水的操作（如哈姆立克法或腹部冲击法）都是不必要的，并且有潜在的危险。意识丧失的溺水者被救上岸后，施救者应立即开放气道，检查呼吸，如果没有呼吸，给予两次足够引起胸廓起伏的人工呼吸。然后开始做胸外心脏按压，按照30：2的按压通气比循环进行。

（2）触电者或被雷击伤者在脱离电源后，如果呼吸、脉搏都没有，应立即实施心肺复苏。

（3）高度怀疑突发性猝死者，因多数猝死都是由心脏病引发的，当无呼吸和心脏搏动时，要尽快实施心肺复苏。

（4）煤气中毒或长期在密闭环境晕倒者，由于长时间缺氧而导致心脏搏动和呼吸骤停，应立即实施心肺复苏。

（5）其他出现呼吸和心脏搏动骤停的情况，如以上吊方式自杀引起的晕倒等，应立即实施心肺复苏。

⇒ 怎样使用止血带？

止血带止血是用于四肢部位大出血时简单、有效的止血方法，它通过把血管压扁、阻断血液流动来达到止血目的。但如果使用不当或使用时间过长，止血带可造成远端肢体缺血、坏死。因此，只有在大出血、用其他方法不能止血时才能应用止血带。

（1）选止血带和捆扎部位。止血带以橡皮条或橡皮管为宜，不适合用布带、电线等无弹性的带子。捆扎位置应在伤口的上方（靠近心脏端，又称近心端），并尽量靠近伤口，以上臂的上 1/3 或大腿上中部为捆扎部位。小腿和前臂不能用止血带止血，因该处有两根骨头，血管正好位于两骨之间，用止血带起不到压迫血管的作用。上臂的中 1/3 部位亦不能用止血带，否则可能引起神经损伤而致手臂瘫痪。

（2）捆扎。选定捆扎止血带的部位后，应先在该处垫一些毛巾、布条或纱布块等软物，以免止血带勒伤皮肤和肌肉。然后把止血带拉紧，缠肢体两周打结。松紧要适宜，以观察伤口不出血为度。

（3）定时松绑。由于止血带止血时完全阻断了受伤肢体的血流，如果捆扎时间过长，可能让受伤肢体坏死。所以每隔 30～60 分钟要松绑 1 次，松解 1～3 分钟后，在比原部位稍低位置重扎，并标记时间。止血带使用的总时间一般不应超过 4 小时。

（4）止血带只是一种临时止血措施，事后还需到医院进一步治疗。对大出血者，应在用止血带的同时，尽快将其送医院治疗。

➡ 小伤口出血该怎样止血？

先用清洁水或淡盐水将伤口冲洗干净，然后盖上消毒纱布、棉垫，再用绷带加压缠绕即可。情况紧急时，任何清洁而合适的东西如手帕、毛巾、布条等，都可临时用于止血包扎。之后立即送医院处理伤口。

➡ 外伤出血有哪几类？ 其急救方法有哪些？

在各种意外伤害的紧急处理中，会遇到外伤出血的情况。

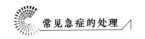

1. 外伤出血分类

（1）按出血部位可将外伤出血分为外出血、内出血和皮下出血。

1）外出血：指身体表面受伤引起的出血，血液从伤口流出。

2）内出血：指体内的器官和组织受伤而引起的出血，血液流入体腔内，外表看不见，如肝、脾破裂，胸腔受伤引起的血胸等。

3）皮下出血：指皮肤未破，只在皮下软组织内出血，如挫伤、挤压伤等，表现为皮下血肿、淤血。

（2）按出血血管的种类可将外伤出血分为动脉出血、静脉出血和毛细血管出血。

1）动脉出血：由于动脉血管内压力较高，所以出血时呈泉涌状，尤其是大的动脉血管破裂，血液呈喷射状，颜色鲜红，常在短时间内造成大量失血，易造成生命危险。

2）静脉出血：出血时血液缓缓不断地外流，呈紫红色。如为大静脉出血，往往受呼吸运动的影响，吸气时流出较缓，呼气时流出较快。

3）毛细血管出血：出血时，血液成水珠样流出，多能自动凝固止血。

2. 急救方法

常用的外伤出血的急救方法包括指压止血法和加压包扎止血法。

（1）指压止血法：在伤口的上方，即近心端，找到跳动的血管，用手指紧紧压住。这是紧急情况下的临时止血措施。与此同时，应准备材料换用其他止血方法。采用此法，急救者必须熟悉各部位血管出血的压迫点。

1）头部出血：头部前面出血要压迫颞动脉，压迫点在耳朵前面，用手指正对下颌关节骨面压迫（把手指放在耳朵前面，再开口闭口，可感受到下颌关节的活动）；头部后面（后脑勺）出血要压迫枕动脉，压迫点在耳朵后面乳突（骨头突起处）附近的搏动处。

2）面部出血：要压迫面动脉，压迫点在下颌角与颏结节之间，用手指正对下颌骨压住。

3）颈部出血：要压迫颈总动脉，将手指按在一侧颈根部，向中间的颈椎方向压迫。但无论何时，都绝对禁止同时压迫两侧的颈总动脉，以免引起大脑缺血、缺氧而使伤病员昏迷。

4）腋部和上臂出血：可压迫锁骨下动脉，压迫点在锁骨上凹、胸锁乳突肌外缘向下内后方，对准第 1 肋骨压住。由于锁骨下动脉位置深在，压迫止血往往很困难，需要立即到医院救治。

5）前臂出血：可压迫肱动脉，使伤肢外展，用四指压迫上臂内侧。

6）手部出血：手掌和手背出血，需要用双手拇指分别在腕横纹上方肌腱两侧动脉搏动处垂直压迫（同时压迫桡动脉和尺动脉止血）。手指出血也需要两手指分别压迫指根部两侧。

7）大腿出血：屈起大腿，使肌肉放松，用大拇指压住股动脉压点（动脉搏动处），用力向后压向骨面。为增强压力，另一只手的拇指可重叠使力。

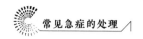

8）脚部出血：在踝关节下侧和脚背跳动的地方，用手指紧紧压住。

（2）加压包扎止血法：用消毒的纱布、棉花做成软垫，放在伤口上，再用力加以包扎，以增大压力，达到止血的目的。此法应用普遍，效果也佳。

➡ 如何安全转送伤病员？

对于意外事故伤病员，在采取了现场急救后，应立即将其送医院进一步救治。但采取什么搬运方法转送、在转送中伤病员采取什么样的体位、途中应注意什么等，都是应该了解的。

（1）搬运前的处理：搬运前必须妥善处理好伤病员，如外伤者应止血、止痛、包扎、固定后才能挪动。除非有生命危险或救护人员无法在短时间内赶到，否则都应等救护人员先处理，待伤病员病情稳定后再转送医院。

（2）在人员、器材未准备好时不要忙着去搬运伤病员，尤其是搬运体重过重和意识不清者。否则，途中可能因搬运者疲劳而发生滚落、摔伤等意外。

（3）搬上担架：将伤病员搬上担架时，动作应该轻柔协调，尽量减少伤病员的劳累和痛苦。一人用一只手托住伤病员的头部和肩部，另一只手托住其腰部；另一人用一只手托住伤病员的臀部，另一只手托住其膝关节下，两人同时将伤病员搬起，轻放于担架上。行走时，抬担架的人脚步要协调、行动要一致，前面的人迈左脚，后面的人则迈右脚，平稳前进。

如果怀疑伤病员有胸、腰椎骨折，禁止一人抱胸、一人搬腿的双人搬抬法，因为这样搬运很容易加重脊髓损伤。如果怀疑颈椎骨折，避免搬动、拉扯伤病员。如果怀疑胸、腰椎骨折，采用轴线翻身和"滚木法"将伤病员搬运至担架上。

抬担架上下楼梯时，应当尽量保持水平位置。

（4）伤病员的体位：一般来说，对急症病人，应该以平卧为好，使其全身舒展，上下肢放直。然后根据不同的病情，做一些适当的调整。对于高血压脑出血（颅内出血）病人，可将其头部适当垫高，减少头部的血流；对于昏迷者，可将其头部偏向一侧，以便呕吐物或痰液顺着流出来，不至于吸入气管而堵塞呼吸道；对于因外伤出血处于休克状态的伤病员，可将其头部适当放低些；对于出现心力衰竭、呼吸困难者，可采取坐位，使其呼吸道通畅。

（5）转送途中的注意事项：在转送途中，对于危重病人应当严密观察意识状态、呼吸、脉搏等。天气寒冷时，应注意伤病员的保暖，可就地取材，以毛巾、大衣或被子盖好他们的身体，并让其安静休息；如果伤病员衣服潮湿，有条件时应尽快让其换上干衣服。

（6）到了医院后，应介绍伤病员的病情以及救治情况，供医生参考。

➡ 急救措施的顺序是怎样的？

看了上面的介绍，相信大家对如何进行急救有了更清楚的了解，不会再在意外事故面前乱了手脚。为了让大家有个更直观的印象，我们将上面的急救步骤归纳成图1，以方便

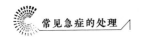

大家按部就班地处理。

➡ 如何准备家庭急救箱？

在日常生活中，孩子或大人常常会出现一些小伤小病，这时，慌慌忙忙从那个抽屉找来绷带，从这个橱柜拿来药品，这样寻找急救用品对于紧急情况的处理显然不利。

为了应对突发情况，平时家里应备有急救箱。有私人汽车的，车中亦应备有急救箱，万一在偏僻的地方遇到事故或生病，就可进行应急处理。

重视家庭急救箱，不等于胡乱地、无目的地配备急救用品。家庭急救箱应以简单、实用为原则。急救用品通常包括器物类、外用药和内服药三类。

1. 器物类

（1）体温表、电子血压计、血糖仪。

（2）小钳子、小剪子、镊子：这3个小器械是急救箱的必需品，使用时应先用火或酒精消毒。

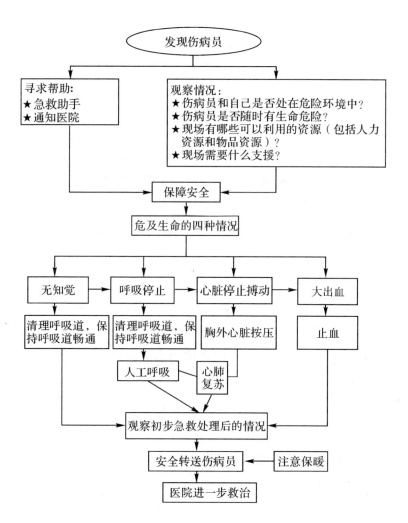

图 1　发生意外事故时的救治步骤

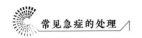

（3）纱布：应配备市场出售的、经过消毒的纱布。

（4）绷带：可用于加压止血、固定夹板、限制受伤的关节活动等。现场急救时也可用长筒袜、围巾、领带等做临时绷带。

（5）脱脂棉：一般准备 20～50 克比较合适。

（6）棉棒、棉球：应配备市场出售的、经过消毒的棉棒和棉球。

（7）三角巾：尽量大些好，以边长为 1 米左右为宜。

（8）小锉：配备普通的小锉，用于割注射药瓶等。

2. 外用药

（1）碘伏：用于皮肤消毒，如外伤、毛囊的早期炎症等。碘伏杀菌力强，但刺激性较大，使用时不能接触黏膜及伤口内部组织。对碘过敏的人忌用。

（2）酒精：皮肤的消毒常常是先涂碘伏，等到碘伏干后再涂酒精。酒精既有消毒作用，也能洗去碘伏残迹，以减轻碘伏对皮肤的刺激作用。消毒用的酒精浓度为 75%，高于或低于 75% 消毒作用会减弱。家庭中饮用的白酒浓度一般为 50%，是达不到很好的消毒效果的。

（3）过氧化氢溶液（双氧水）：用于伤口的清洗。遇外伤时，先取其浸透脱脂棉和棉棒，洗净伤口，然后使用消毒药。

（4）0.25% 氯霉素滴眼液或诺氟沙星（氟哌酸）滴眼液：为外用滴眼药，用于眼睛发炎，如结膜炎、角膜炎、沙眼等。由于滴眼时药水外流及很快吸收，一般应每 2 小时滴眼 1 次。滴眼时最好平躺或是将头后仰，以减少眼液从鼻孔流出，滴眼后闭眼休息一下。药水应避光保存。

（5）抗生素软膏：一般夜晚入睡前使用，可避免轻伤化脓。含有糖皮质激素的软膏对轻微的烫伤也有效。

（6）苯扎氯铵贴（创可贴）：粘贴创口局部，可起消炎、止血和保护创口的作用，常用于小的刀切伤及擦伤。

（7）解痉镇痛酊：为一种外用擦剂，有解痉、镇痛的作用，用于急性关节扭伤或腰扭伤。使用时涂擦患处，每天2次或3次。孕妇慎用。

（8）云南白药：为止血愈伤、活血化瘀的中成药，用于治疗刀伤、创口出血和跌打损伤，可内服亦可外用。

（9）南通蛇药（季德胜蛇药）：治疗毒蛇、毒虫咬伤，可内服或外用。

（10）风油精、清凉油、红花油等。

3. 内服药

（1）感冒药：可备一点预防感冒的冲剂（如板蓝根颗粒、抗病毒颗粒）、感冒清或维C银翘片等。用法用量见药品使用说明书。

（2）解热药：如对乙酰氨基酚（扑热息痛）、布洛芬等。应准备孩子用的和大人用的两种。如家有2岁以下儿童可准备10%对乙酰氨基酚滴剂，2岁以上儿童可准备5%对乙酰氨基酚糖浆。解热药选择一种即可，不能多种混合、过量服用，亦不宜空腹服用。引起发热的原因很多，在未明确诊断之前，不能随意乱服解热药，以免掩盖疾病的主要症状，给诊断造成困难。孩子不能一发热就让其服解热药，只有在高热（体温超过38.5摄氏度）时，才能暂时给予解热药降温。

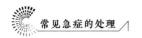

（3）预防中暑药：藿香正气水、十滴水等。

（4）肠道消炎药：诺氟沙星（氟哌酸）、小檗碱（黄连素）等。

（5）助消化药：乳酶生（表飞鸣）、酵母片等。

（6）晕车药：茶苯海明片（晕海宁片），用于防治晕车、晕船及晕飞机引起的恶心、呕吐与眩晕。因为从服下药物到药物发挥作用需要一段时间，所以晕车药应在上车前半小时服用。药物剂量参见使用说明书，多服会引起嗜睡。

（7）抗过敏药物：氯苯那敏（扑尔敏）、氯雷他定等，可治疗慢性荨麻疹及其他变态反应（过敏反应）。

➡ 使用家庭急救箱应该注意什么？

（1）1年检查1次家庭急救箱，防止药物已经用完或药物过期。补充用完的药物和丢失的工具，同时把过期药换成新药。

（2）作用相同的某一类药物只需准备1种或2种，不要求多求全。

（3）药物要妥善保存，要放在干燥、阴凉、避光的地方，防止儿童误服。急救箱应放在家中所有人（儿童除外）都知道的地方。

（4）使用前要查看药物是否受潮变质，并注意标签上的失效期、适应证、禁忌证、不良反应、服用方法及用量，标签不明的药物不能随便使用。

（5）了解家庭成员对某种药物有无过敏史，以防再次应用时产生变态反应。

（6）注意配备家庭成员中有某种疾病发作时的必备特殊药物。

（7）把经常就医的医院以及医生的电话号码写在纸上，贴于家庭急救箱上，以防万一。

➡ 生活中随处可用的急救品有哪些？

（1）糖和盐：腹泻、休克、中暑等，需要补给水分时，往水里加少量的糖和盐喝下去。中毒后，想将毒物吐出来时，可将一勺盐放入一杯水里喝下。对于腐蚀性毒物中毒者，不建议催吐。

（2）牛奶和鸡蛋清：误服强酸或生鱼胆引起中毒时，喝牛奶、鸡蛋清可保护胃黏膜。

（3）冰块：用于发热病人的降温，或是脚踝扭伤，被毒蛇、毒虫咬伤后的冷敷。

（4）带裤衩的长筒袜：瞬间就能变成"万能"的绷带。

（5）领带：骨折时，可用来捆绑夹板，或作为止血带使用。

（6）尺子、伞、拐杖、杂志：在手、脚骨折时，可以代替夹板使用。

（7）手帕：沸水蒸煮晾干后或用熨斗仔细熨（相当于加热消毒）后可代替消毒纱布。

（8）毛巾：止血用，也可作为冷敷或热敷布。

➡ 如何拨打急救电话？

在发生意外和急症事件时，及时拨打急救电话，能够最

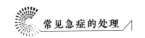

大限度地降低伤病员的损失，并使伤病员得到及时有效的救治，防止伤害扩大。拨打急救电话时应注意以下问题：

首先，我们应该拨打"120"急救电话和"110"报警电话，通知医院方、警方（包括交警"122"），必要时需联系消防队（"119"）、搜救队等专业人员。这样一方面可及时救治伤病员，另一方面可排除险情、组织搜救、维持秩序等。

其次，在拨打急救电话时，要注意将以下内容详细准确地告知：伤病员数量及受伤严重程度；事故发生原因；事故发生的确切位置，并尽可能提供附近街道或区域内的标志性建筑；现场已采取的措施，以及当前最需要的帮助、在现场可联系人员的联系方式。注意：针对"120"和"110"重点告知的内容应有所不同，"120"重点告知伤情，"110"重点告知险情。

对于在家中发生的个人急症情况，应提供病人姓名、性别、年龄信息，以及具体住址信息（包含小区地址，几栋几单元和楼号）、既往疾病情况、平时服用药品的名称、联系电话等。

最后，注意拨打急救电话前应先对危重伤病员进行必要的处理；挂电话时要等对方先挂，避免因为匆忙挂电话而漏掉重要的叮嘱。

➡ 发生急症事件时如何及时合理就医？

当不同的急症事件伤及我们身体时，应该选择不同的就医渠道。原则上，由于急症事件发生突然，且一般需要及时有效的处理，争分夺秒很有可能救人一命，所以应遵循就近原则，及时送伤病员到社区卫生服务中心（站）或二级医院就诊。对于伤情或病情严重者，可先进行必要处理，然后转入上级医院。

常见急症事件的就诊医院和科室如下：

（1）对于手指切割伤、夹伤等轻微伤病员，可在社区卫生服务中心（站）处理；对于一般交通事故伤、皮肤骨骼等的一般外伤伤病员，送二级医院普外科或相关科室救治；对于严重交通事故伤、肢体断伤伤病员，应尽快转至三级医院相关外科及时处理；对于明火烧伤、酸碱烧伤、炸伤等伤病员，应及时送二级以上医院烧伤科救治。

（2）对于突发疾病，应根据前述内容判断伤病员的严重程度。对于出现胸前区疼痛等高度怀疑突发心脏病者，应使其及时含服硝酸甘油、阿司匹林或速效救心丸，并立即送医院或拨打"120"；对于突然出现手麻、暂时性黑矇、视觉模糊等怀疑中风（脑卒中）前兆者，应及时送往二级医院处理。

➡ 怎样应对突发或急症事件造成的损失？

面对突如其来的意外事故和伤害，尤其是较大的事故，个人往往难以承受救治伤害所需的费用，参加相关医疗保险是较为有效的措施。目前，我国城市居民的医疗保险主要有城镇居民基本医疗保险、城镇职工基本医疗保险，以及包含儿童、老年人的意外伤害险，交通意外险，重大疾病险等各种商业医疗保险。

（1）城镇居民基本医疗保险：是面向所有城镇居民的社

会医疗保险，具有强制性。在发生意外后的救治中，该保险可对居民住院费用、急诊留观的医疗费用以及门诊特殊病种规定的医疗费用进行部分报销，而且存在封顶线。注意不同层级的医疗机构起付线和报销比例不同，基层医院报销最多，起付线也最低。所以，应根据自身伤势合理选择诊治医院。

（2）城镇职工基本医疗保险：是针对城镇用人单位及其职工开展的医疗保险。在定点医院或药店就医购药，并属于基本医疗保险诊疗和服务项目内的费用都可以报销。

（3）城乡居民大病医保：是 2012 年实施的针对重特大疾病进行的保险。对于急性心肌梗死、脑梗死、2 型糖尿病等的治疗费用都可以申请报销。

（4）城乡医疗救助制度：保障困难人群享有基本医疗卫生服务，符合条件的居民可以通过该制度获得医疗救助。

（5）商业医疗保险：由于基本医疗保险的覆盖人群尤其是报销比例相对有限，对于较严重的意外伤害，尤其是高危人群，建议有选择地购买相关商业医疗保险。目前常见的针对意外事故或急症的险种有包括儿童、老年人的（一般或综合）意外伤害险，交通意外险，重大疾病险，由外在非意愿因素（如交通事故、不慎落水、遭雷击、被蛇咬、煤气中毒等）导致受伤者都可以报销。

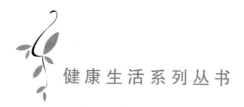

健 康 生 活 系 列 丛 书

常见急症的处理

意外伤害篇

　　意外伤害的病残率和死亡率较高，其急诊急救相关的知识和技能也许是我们最应该掌握的知识和技能。本篇基于此目的，重点介绍了交通事故、老人跌倒、触电、脚踝扭伤等常见意外伤害的表现及其防治知识。

➡ 发生交通事故后如何自救？

交通事故是谁都不希望遇到的，但是如果不幸遇上，进行简易自救是很重要的。自救方法正确，可以大大减轻痛苦和减少后遗症。

（1）发生交通事故后最重要的是要保持镇静。只有这样，逃生的机会才会更大。因此，自身的心理素质和承受能力有时候起着决定性的作用。

（2）如果乘坐的车辆遇到险情，不要乱动，应尽量使自己的身体固定，保持注意力集中，全身肌肉保持紧张状态；如果遇到车辆坠落沟渠或在桥梁下翻滚，应迅速蹲下身体，紧紧抓住前排座位的椅脚，身体尽量固定在两排座位之间；如果车辆在路途中发生车祸，尽量不要盲目跳车，应根据当时的情形，等车辆停下后陆续撤离。

（3）胸痛的处理：在发生交通事故时，驾驶员的胸部很容易撞到方向盘。如果驾驶员感到胸部非常痛，呼吸又困难，可能是肋骨发生骨折，这时不要轻易移动身体，以免碎骨对内脏造成新的伤害。

（4）腹痛的处理：在发生交通事故时，驾驶员和乘客的腹部有可能撞到硬物。如果腹痛难忍，可能是肝或脾破裂，发生内出血。伤病员要判断待在车里是否安全，如果车辆有可能起火或有其他危险，应缓慢离开汽车。但最好不要走动太长距离，同时动作一定要缓慢，等候救护车时也不要到处走动。

（5）骨折的处理：发生骨折后最错误的处理是自己乱动

或是被别人错误包扎和搬运。骨折后不正确的搬动可能损伤伤口处的血管和神经，影响以后的愈合。如果请别人帮助包扎和固定伤肢，最好找2块或3块木板或几根较直、较粗的树枝，先夹住伤肢，再用3根带子将木板或树枝的上、中、下3个部位横向捆绑结实。

（6）出血的处理：先检查颈部是否出血。在大量出血时最好能用毛巾或其他替代品暂时包扎，以免失血过多。等医务人员到达后再用三角巾等仔细处理伤口。

➡ 遇到交通事故时怎么办？

第一个看到交通事故发生的人往往不是民警，也不一定是医务人员。然而，交通事故的伤病员需要在现场进行紧急处理，于是热心的人们便会自行组织起来救护伤病员。这时如果你在场，你知道该怎么做才合适吗？

（1）当务之急是设法打电话或派人去报告交通监理部门，把出事的时间、地点、伤亡情况等告诉他们，并保持自己电话通畅，如果无法一直守在现场，询问其他将一直在场人员的电话，提供有效的联系方式；同时，设法通知就近的医疗卫生单位，请求派出救护车和救护人员。

（2）如车辆较安全，不必急于把伤病员从车上或车下往外转移，而应该先检查伤病员是否失去知觉、有无心脏搏动和呼吸、是否大出血、有无明显的骨折。

（3）保持呼吸道通畅：如果伤病员已发生昏迷，这时可先松开其颈、胸、腰部的贴身衣服，把伤病员的头转向一侧并清除其口腔和鼻中的呕吐物、血液、污物等，以免引起窒息。

（4）心肺复苏：如果伤病员的心脏搏动和呼吸都停止了，应该马上进行口对口人工呼吸和胸外心脏按压。

（5）止血、包扎：如果有严重外伤出血，可将伤病员头部放低，伤处抬高，并用干净的手帕、毛巾在伤口上直接压迫或把伤口边缘捏在一起止血。

（6）骨折的处理：开放性骨折和严重畸形易于发现，但是有些骨折由于穿着衣服有时难以发现，所以不应急于搬动伤病员或扶其站立，以免骨折断端移位，损伤周围血管和神经。

（7）其他：如果伤病员发生昏迷、瞳孔缩小或散大，甚至对光反应消失或迟钝，则应考虑有颅内损伤的情况，必须立即送医院抢救。对于一般的伤病员，可根据不同的伤情予以早期处理，让其采取各自认为较为舒适的体位，耐心地等待有关部门前来救援。

➡ 如何进行溺水者的水中救护？

溺水是常见的意外事故，尤以夏、秋季发生较多。其主要原因是落水者不熟悉水性，或由于某种原因（如过度疲劳、手脚抽筋等）而失去游泳能力。小孩到河边、湖边玩水，失足落水，是发生溺水的常见原因。另外，雨天滑入水坑等也会造成溺水。

一般认为，溺水后，通过口、鼻吸入和吞入大量水分造成窒息，就是所谓的"水窒息"，是溺水致死最常见的原因。

还有一种常见情况，即俗称的"呛死"。溺水者并没有吸入和吞入多少水，而是由于人在落水后受到强烈刺激（惊慌、恐惧、突然的寒冷），引起喉头收缩痉挛，使呼吸道堵塞，空气不能进出肺部，造成窒息死亡。这种情况多见于突然落水者。

游泳者跳水时，因为水浅或者是体位、姿势等因素，在入水后头撞上硬物引起脑外伤，在水中发生昏迷而死亡。

发生溺水后，如果不及时抢救，会很快造成死亡，因此必须争分夺秒地进行急救。溺水发生在水中，因此溺水后的急救包括水中救护和岸上急救两部分。

当发现有人溺水时，根据现场条件，在岸上就地取材，设法把溺水者迅速转移到陆地上。

（1）给溺水者抛救生圈或充气轮胎。抛救生圈要准确地使其平落在溺水者前面的水面上（注意不要击伤溺水者），溺水者可凭借救生圈游回岸上或等待救护。

（2）用竹竿营救。用适当长度的竹竿，在细的一头捆一个直径为半米左右的藤圈，可将藤圈套在溺水者身上，将其拉到岸边。

（3）用绳子营救。用一根适当长度的结实绳子，在一端拴上漂浮物（如泡沫板、木板），然后把漂浮物抛向溺水者的前面或后面，等溺水者抓住漂浮物后，救护者可拉收绳索帮助其上岸。

（4）其他办法。没有专用器材时，可利用身边现有的漂浮物如门板、木头桩等，代替救护工具。

如果没有任何救护工具，有熟练游泳技术者可下水营救。如果溺水者还在挣扎，最好不要从正面接近，以免被溺水者紧紧抱住而无法救人，甚至可能被溺水者拖入水底。营救者从溺水者背后迅速接近，从侧面托住溺水者的腋窝部或下巴，然后将溺水者拖出水面，采用仰泳或侧泳的方式将溺水者带到岸边或船上。如果营救者被溺水者扭缠住，必须迅速解脱。尽早开始口对口人工呼吸。

➡ 如何进行溺水者的岸上急救？

溺水者的岸上急救最好由几个人同时进行。

（1）清除异物。当把溺水者救上岸（船）后，不论其清醒与否，均应清除其口腔和鼻中的泥沙、杂草及呕吐物等。如果有活动的义齿（假牙），应该取出来，以免落入气管。把舌头拉出口外，松解衣领，以免影响呼吸。在清理口腔内异物时，常常会遇到如何扒开溺水者口腔的问题。部分溺水者口腔并不难扒开，稍微用点力就可以扒开；有些牙关紧闭者，可按捏两侧下巴处的肌肉后，再用力扒开。

（2）心肺复苏。如果溺水者的呼吸和心脏搏动微弱或已停止，应立即对其进行口对口的人工呼吸和胸外心脏按压。

（3）采用以上几种方法抢救的同时，应始终注意溺水者的保暖，尽快去除湿衣物，避免着凉受寒，以减少并发症的发生。

（4）此后，应尽快将溺水者送医院继续治疗。

➡ 游泳时抽筋了怎么办？

游泳时，如果下水前热身运动做得不够或是长时间泡在水里，又冷又疲倦，可能造成肌肉过于紧张而引起痉挛，即出现抽筋。遇到抽筋不要慌张，应保持镇静，积极自救。其具体措施如下：

（1）镇静并求救。游泳时出现抽筋，最重要的是稳定情绪，动作千万不能乱，同时向同伴呼救。

（2）如果是手指抽筋，则可将手握成拳头，然后用力张开，迅速反复多做几次，直到抽筋消除为止。手掌抽筋时，可用另一只手掌用力猛压抽筋的手掌，同时上下抖动。上臂抽筋时，紧握拳头，并尽量弯曲胳膊，再用力伸直，反复做几次。

（3）如果是小腿或脚趾抽筋，先吸一口气仰浮水面，用抽筋肢体对侧的手握住抽筋肢体的脚趾，并用力向身体方向拉，同时用同侧的手掌压在抽筋肢体的膝盖上，帮助抽筋腿伸直，可连做几次。

（4）如果是大腿抽筋，先吸一口气，仰浮水面，弯曲抽筋的大腿和膝关节，再用两手抱住小腿，用力使它贴在大腿上，并加以抖动，然后将大腿用力向前伸直。

➡ 怎样预防游泳中的意外事故？

（1）参加游泳前需要做健康检查。患有严重高血压、心脏病、肾病、肺结核和皮肤病的人不宜游泳。

（2）游泳前一定要做好充分的准备运动。游泳前应考虑身体状况，太饱、太饿或过度疲劳时，不要下水游泳。

（3）游泳前先在四肢浇些水，以适应水温，然后再跳入水中，不要立刻跳入很凉的水中。

（4）游泳时要根据自己的水性、体力来活动。

（5）游泳时如果胸痛，可用力压胸口，等到稍好时再上岸。腹部疼痛时，应上岸，最好喝一些热的饮料或热汤以保持身体温暖。

➡ 发现有人上吊了怎么办？

当人上吊时，喉、气管及颈部大血管被绳索挤压闭合，空气不能进入肺内，血液不能到达脑内，引起脑及重要生命器官急性缺血、缺氧，危及生命。

（1）当发现有人上吊时，应迅速将其抱住，再剪断吊绳，应避免绳断时上吊者坠地摔伤或加重颈椎及脊柱损伤。解脱后将其身体放平，以方便实行进一步抢救。

（2）如果上吊者虽然有呼吸和心脏搏动，但意识不清或昏迷，应该迅速解开其衣扣、腰带，打开门窗。如果上吊者躁动不安或哭叫不停，应让其口服十滴水 2～4 毫升或口服地西泮（安定）5 毫克（2 片），使其安静休息。天冷时防止受冻，注意保暖。

（3）对呼吸微弱或不规则者，宜立即进行口对口人工呼吸。如果呼吸和心脏搏动已停止，则按现场心肺复苏方法进行抢救。不要轻易放弃抢救，至少要抢救到心脏停止搏动 30 分钟后或绝对没有救活的可能时为止。

（4）在进行人工呼吸时，如果发现上吊者呼吸道不通畅，可以轻轻地将其下巴往前提，而不要强行扭动其脖子或向后扳头。因为上吊者往往已经喉头骨折或颈椎脱位，如果强行扭动其颈部会造成瘫痪等严重后果。

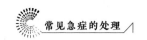

(5) 对有自杀倾向或有各种引起自杀因素的当事者，应及时采取劝导、心理咨询和改变环境等措施，防止其再次自杀。

➡ 老年人跌倒了怎么办？

卫生部 2007 年公布的《中国伤害预防报告》指出，儿童、青少年和老年人是伤害发生的高危人群，而老年人伤害的首要原因是跌倒。报告指出，我国 65 岁以上的老年居民中，有 21％～23％的男性、43％～44％的女性曾经跌倒过。跌倒的发生率随着年龄的增加而升高。跌伤能影响老年人的死亡率，跌伤死亡率随年龄的增加而急剧上升。

当遇到老年人跌倒时，人们一般的处理原则都是迅速将老年人扶起。然而，这种处理并非总是正确的。老年人跌倒的原因：一方面是意外因素，年龄大了，身体功能退化，"人老腿先老"，再加上房间内灯光昏暗、路面不平坦或湿滑、有障碍物或是没看清房外台阶等；另一方面是疾病因素，如中风、晕厥、心绞痛急性发作及癫痫发作等导致跌倒。

如果是疾病导致的跌倒，急忙去扶拉，必然会帮倒忙。如果是中风倒地而匆忙扶起，只会加重出血症状；对于脑缺血引起的晕厥，病人应平卧，采取头低位，若此时急忙扶起来，反而会加重脑部缺血；心绞痛急性发作倒地时，别人慌忙去搬动扶起，会增加病人的恐惧感，从而加重病情；如因跌跤而发生骨折或关节脱位，迅速扶拉会使损伤加重，特别是脊柱骨折病人，如果伤及脊髓神经，可引起截瘫而贻害终身。所以，老年人跌倒后，千万不能不顾一切地急忙将其扶起，正确的处理方法如下：

（1）观察老年人的意识状况，如意识清醒，可征求老年人意见，酌情予以帮助。

（2）对呕吐病人，应将其头部偏向一侧，清除口腔和鼻内的呕吐物，以防止呕吐物返流入呼吸道而引起窒息。

（3）如果是心绞痛急性发作病人，应找出病人随身携带的急救盒，帮其服下急救药或含于舌下，并通知其家属或送往就近的医院。

（4）对于呼吸和心脏搏动停止者，应进行人工呼吸、胸外心脏按压，直至医生到来或送到医院；对昏迷及言语障碍者，应送医院抢救。

（5）搬动病人时，最好由三人一起搬动，即一人托头和胸部，一人托腰和臀部，一人托双腿，将其抬上担架或救护车。注意一定使病人保持水平状态。

➡ **触电了怎么办？**

（1）尽快使触电者脱离电源。一旦发现有人触电，应立即切断电源。如果电线在触电者身上，应穿上橡胶鞋，戴上橡胶手套，用木棒或竹竿，将电线从触电者身上拨开。如果触电者趴在漏电的机器上，可用塑料绳子、干绳子或衣服拧成带子，套在触电者身上，将其拉开。但此时救护者必须脚垫干燥的厚木板或厚塑料等，以防触电。在抢救过程中，一定要注意避免给触电者造成其他伤害。如在高处触电，下方必须有防护措施，防止触电者坠下造成骨折或死亡。

需要强调的是，抢救者在抢救过程中必须注意自身安全，未切断电源前绝对不能用手直接牵拉触电者，在确认安全后再采取急救措施。

（2）现场抢救。当触电者脱离电源后，应立即在现场抢救。轻型触电者，应就地休息1～2小时，以减轻心脏负担，加快恢复。如果立即走动，可加重心脏负担，甚至导致死亡。重型触电者，如已经停止呼吸，应就地进行人工呼吸。如果呼吸和脉搏都没有，立即进行心肺复苏。实施过程中一定要保持触电者呼吸道通畅。

（3）因为触电导致的烧伤很深、很严重，不易愈合，所以必须接受医生的治疗。

（4）为了防止触电，平时就应当注意电器的安全操作。不用湿手或在湿的地方摆弄电器。洗衣机必须安装了地线后才能使用。平常碰到电器如果有麻酥酥的感觉，说明该电器有漏电现象，应该修理。

（5）在发生台风、地震时，要十分注意别碰掉下来的电线。

➡ 烧伤了怎么办？

在日常生活中，当不慎意外被烧伤（此处烧伤指由热源如火焰、热液、蒸汽、热金属等引起的人体损伤）时，如果能进行正确的急救处理，将减轻烧伤者的痛苦，减少后遗症，甚至会挽救生命。

（1）迅速脱离热源。如果是被火焰烧伤，应尽快灭火，着火者应快速脱去燃烧的衣物，或就地翻滚（缓慢翻滚），或跳入水池，熄灭火焰。救援者可就近用不易着火的覆盖物如大衣、毛毯、雨布、棉被等覆盖在着火者身上，以隔绝空气而达到灭火的目的。着火者千万不要奔跑呼叫，以免风助火势，烧伤头面部和呼吸道；也不要用双手扑打火焰，造成有重要功能的双手损伤。

如果是被开水、热汤烫伤，应立即用清水、自来水持续冲洗伤处，直至皮肤温度恢复正常。注意避免过度降温，如伤病员出现畏寒（寒颤），应立刻停止冲洗。早期的及时冷却处理极为重要，也是最为有效的急救处理措施。如果烫伤部位穿着衣服，如衣服为单层且较薄，可不脱衣服而直接进行冲洗，待 10～30 分钟后小心将衣服脱下，尽量保护好表皮。如果衣服较厚，冲洗难以进行，则应小心将覆盖在伤处的衣裤剪开，并除去身上的金属物品（如手表、手镯、戒指等）。注意千万不要强行除去粘在伤处的衣物！去除衣物后立即进行冲洗。这样可避免皮肤持续接触热量，因为热接触时间越长，烧伤程度越重。

（2）冷敷。在有可能的情况下，可在冷水冲洗后使用冰块来降温止痛。冷敷时可在烧伤部位隔层薄布，并注意在清醒状态下间断进行，以免发生冻伤。

（3）保护受伤部位。在现场附近，创面只求不再有新的污染、不再受损，可以用干净的纱布或布料保护，或是简单包扎后送医院处理。千万不要用醋、酱油、牙膏或有色药物等涂抹烧伤部位。否则一是会加重疼痛，如果表皮已撕脱，还可能加深创面；二是会使皮肤颜色发生改变，不利于医生判断烧伤深度；三是容易引起新的污染。切勿自行随意刺

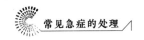

破、挑破水疱。

（4）维持呼吸道通畅。火焰烧伤常伴有呼吸道因烟雾、热力而损伤，应特别注意保持呼吸道通畅。伴有一氧化碳中毒者，应迅速将其抬到通风的地方。

（5）其他措施。安慰和鼓励烧伤者，使其保持情绪稳定。高度口渴、烦躁不安者提示有休克危险，可给予少量糖盐水口服，并速送医院。

（6）情况严重者，立即送往医院救治。途中要注意烧伤者的保暖。

➡ 被强酸烧伤了怎么办？

强酸如硫酸、硝酸、盐酸对皮肤与黏膜的刺激和腐蚀作用非常强。家庭生活用品，如去污剂、充电电池等含有强酸类物质，经口服、吸入或皮肤接触都可能引起中毒。

硫酸、硝酸、盐酸在液态时可引起皮肤烧伤，其中硫酸作用最强。烧伤创面干燥，边界清楚，但肿胀较轻，很少有水疱。根据焦痂颜色可判断是哪种酸造成的损伤。一般硫酸焦痂呈棕褐色，硝酸焦痂呈黄褐色，盐酸焦痂呈黄蓝色。吞食强酸后，口腔、咽喉、食管及胃黏膜被烧伤，出现水肿（以喉头水肿最严重）、糜烂，导致恶心、呕吐、腹痛、声音嘶哑、吞咽困难。严重者可出现休克、胃穿孔、呼吸困难、昏迷等。

对强酸烧伤者的具体急救措施如下：

（1）急救时首先让烧伤者迅速脱离现场，脱掉被酸浸湿的衣服，用大量冷水冲洗，冲洗时间要长。如果水量太小，酸遇水产生的热量可加重烧伤。冲洗后用肥皂水或2%～5%碳酸氢钠中和。另外，要密切注意烧伤者呼吸道的变化，并马上将其送至有条件的医院进一步治疗。

（2）对吞食强酸者，千万不能催吐及洗胃。立即让其服用石灰水上清液或极稀的肥皂水，也可服用生蛋清、牛奶等，然后服用菜籽油等植物油保护胃黏膜。

（3）对面部被喷洒强酸者，不要用清水、肥皂水、稀释碱水等清洗，避免加重皮肤损害程度，应立即将其送医院救治。

➡ **被强碱烧伤了怎么办?**

强碱包括氢氧化钾、氢氧化钠、氧化钠等，在日常生活中应用较广泛，如去污剂、擦亮剂、去除油漆剂、烫发剂都配有强碱。如果被强碱烧伤，最简单有效的处理办法：立即用大量清洁冷水冲洗烧伤者，而不要等待或寻找中和强碱的物质或药物。应争分夺秒抢救被强碱烧伤者，具体方法如下：

（1）清除化学物质。尽快让烧伤者脱离受伤现场，迅速脱下沾有强碱的衣服，用大量的自来水等清洁冷水冲洗创面半小时左右。

（2）使用中和剂。可用弱酸液如食醋来中和。但在没有用清洁冷水冲洗前不能使用中和剂，否则中和反应释放出的热量会加深皮肤的烧伤程度。

（3）对症处理。经清洗、中和处理后的创面，可用消毒纱布、干净手帕等包扎，以免细菌感染。

（4）对误服强碱者，不能进行催吐和洗胃，应立即让其服用食醋、橘汁或柠檬汁，然后服用菜籽油、生蛋清或牛奶等。

（5）由于强碱致伤可产生剧烈疼痛，严重者甚至会发生休克，故可酌情使用止痛镇静剂。在抢救过程中，要随时注意烧伤者的全身情况变化，如呼吸、脉搏、意识等。若有变化应对症抢救。

（6）经过上述初步处理后，将烧伤者送往医院进一步治疗。

➡ 被烟花爆竹炸伤了怎么办？

虽然近年来城市对燃放烟花爆竹已经进行了较为严格的控制，但作为我国传统的民间习俗，燃放烟花爆竹仍然无法完全禁止。在带来热闹、喜庆的同时，被鞭炮误伤、炸伤等不安全事件时有发生。误伤或炸伤多因烟花爆竹点火、飞溅中没有及时躲开，手持放炮，孩子捡"瞎炮"，或制造、运输中意外爆炸而导致。受伤多见于手、面、眼、耳部。

1. 急救措施

（1）灭火。一旦有人被焰火烧伤，除了立即脱离现场，还要迅速脱掉着火的衣服，用自来水冲洗烧伤部位，或者用不易着火的覆盖物如大衣、毛毯、雨布、棉被等覆盖灭火。如果穿的衣服很紧，就穿着衣服做冷水浴。如果是头部烧伤，可取冰箱中冷冻室内的冰块，用浸湿的干净毛巾包住做冷敷。千万不要涂牙膏、酱油、烟丝或油膏等，这样做容易引起细菌感染，到医院后医生还要花大力气清洗，既浪费时间、药物，又增加伤者的痛苦。

（2）伤口清理、止血、包扎。如果是手指受伤，先高举手指，然后用干净布片包扎伤口。浅表若有异物应立即取出。如果手部或足部出血不止且出血量多，要用止血带或粗布条捆扎住出血部位的上方（近心端），抬高受伤部位，急送医院。止血带应每隔 30～60 分钟松开 1 次，每次放松1～2 分钟，以免受伤部位缺血、坏死。

（3）止痛。服匹米诺定（去痛定）或布桂嗪（强痛定）。眼伤者可点 0.25％氯霉素眼药水以防感染。一只眼受伤仍应包扎双眼，减少眼球运动。叮嘱伤者不要挤眼、揉眼。

（4）送医院。严重伤者尤其是爆炸性耳聋者应速送医院抢救。

2. 预防措施

（1）生产鞭炮的厂家要按安全规范生产合格产品。

（2）注意安全教育，不可手持放炮，放炮时头应后仰，不可立刻去捡"瞎炮"。

（3）提倡禁放烟花爆竹。

➡ **冻伤了怎么办？**

数九严寒，人们在户外工作时，如果不注意四肢和面部的保暖，手指、脚趾、耳朵、鼻子等部位长时间暴露在寒冷的环境中，血液循环发生障碍，很容易引起冻伤。饥饿、疲劳、衣裤单薄、落水等会加重冻伤。

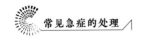

1. 冻伤分度

医学上按受冻程度和伤情把冻伤分成四度。

一度冻伤：受冻皮肤仅出现轻度肿胀和红斑，感觉迟钝，伴刺痛和发痒。

二度冻伤：局部皮肤呈现青紫色，肿胀明显，发痒，疼痛，出现水疱。

三度冻伤：冻伤组织周围出现水肿和血性大水疱，水疱破裂后，露出糜烂或溃疡面，其大小、深浅、边缘都不一致，表面往往呈现苍白或青紫。

四度冻伤：受伤部位呈暗灰色或黑色，并且完全丧失运动功能和知觉。

2. 急救措施

发生冻伤后，及时保暖是急救关键。对冻伤者的具体急救措施如下：

（1）迅速使冻伤者脱离寒冷环境，进入温暖的房屋内，给予温暖的饮料，脱去湿冷的或已结冻的衣服、鞋、袜等。

（2）将患肢放入温水（38～42 摄氏度）中浸泡，水温不宜超过 45 摄氏度，直到患肢皮肤发红、温热，接近正常体温为止。在没有温水的情况下，可将冻肢置于抢救者的胸部、腹部及腋下等温暖部位，以体温帮助冻肢复温。注意千万不要用力搓揉伤肢，以免搓破皮肤。

（3）如果皮肤表面出现水疱，则可用缝衣针火烤消毒后刺破水疱，让水疱内的液体流出，但不可把水疱表面的皮去掉，然后在创口上覆盖几层消毒纱布，包扎保暖。

（4）如果全身冻伤且意识不清，则可把冻伤者放入

38～42摄氏度温水中浸泡，待其意识清醒后移至棉被内，并在身体两侧放上 38～42 摄氏度的热水袋，有利于冻伤者体温回升到正常水平。注意勿将热水袋直接置于皮肤上。

（5）应给冻伤者增加营养，给予高蛋白质、高热量的饮食，同时补充维生素 C、维生素 E。

（6）发生三度以上的冻伤，在保暖的同时，应立即送冻伤者进医院救治。

（7）在对冻伤进行紧急处理时，绝不可用雪涂擦或用火烤冻伤部位，这样做只能加重损伤，不能起到复温的作用。

➡ 头部受伤后起"包"怎么办？

当头部撞上门框或墙等硬物，或是头部被钝器击伤时，虽无伤口出血，但撞伤的局部会产生明显隆起的"包"。这实际上是头皮深层组织受损伤后出血所致，医学上称为头皮血肿。有些人受伤后立即用手掌按揉血肿，以为这样可以使血肿消掉，结果往往适得其反，血肿反而越揉越大，疼痛也会更加严重。

对头皮血肿的正确处理方法如下：

（1）如果头皮血肿很小，且经短期观察没有迅速增大的趋势，在伤后 48 小时内给予局部冷敷，血管受冷刺激收缩，有助于止血；48 小时后可改用热敷，加速血液循环，以促进血肿的吸收。一般情况下，在 2 周内小血肿多可完全吸收。

（2）对较大的头皮血肿或是短期观察有增大趋势者，可在血肿表面盖上厚层纱布或软布，并用绷带加压包扎，以减

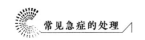

少出血，避免血肿继续增大。因疼痛而影响睡眠时，可口服匹米诺定或地西泮。一般血肿多于2～3周缩小或被吸收。

（3）当血肿弥漫性增大，并且增大速度快，经包扎压迫又不起作用时，应尽快将伤病员送医院治疗。

➡ 高处跌落如何抢救？

现实生活中，常有人攀爬高处或是建筑工人高空作业时，不小心从高处跌落。由于落下的高度、身体着地的部位及姿势不同，症状各不相同。轻者安然无恙或只受皮肉之苦，重者皮开肉绽、血流不止或昏迷不醒。

对高处跌落者的具体急救措施如下：

（1）首先要仔细观察伤病员的意识是否清醒，有没有昏迷、休克等现象，并尽可能了解伤病员落地时身体的着地部位。

（2）如果伤病员是头部先着地，同时伴有呕吐、昏迷等症状，很可能是颅脑损伤，应迅速将其送医院抢救。如果发现伤病员的耳朵、鼻子有血液流出，千万不可用手帕、棉花或纱布去堵塞，因为这样可能造成颅内压增高或引起细菌感染，危及伤病员的生命安全。此时，应让伤病员取头高位平卧，避免用力咳嗽、打喷嚏和擤鼻涕。

（3）如果伤病员是腰背部先着地，很可能造成脊柱骨折、下肢瘫痪，这时不能随意搬动。搬动时要三人同时同一方向将伤病员平直抬到木板床上，而不能扭转脊柱。运送时要平稳，否则会加重伤势。

（4）头颈受伤时，头颈两侧可用沙袋固定，有条件时最好上颈托。胸、腰和双下肢受伤时，胸、腰和双下肢均应用绷带打结固定，以免搬运时加重损伤。

（5）有出血或骨折者，应临时绑上止血带或进行固定。止血时应注意每隔30～60分钟松开止血带1次，以免造成组织坏死。

（6）注意保持呼吸道通畅，解松伤病员颈、胸的纽扣，如果口中有异物应立即抠出；同时应取出伤病员衣、裤包内的尖物、硬币、手机等，以免造成压伤。

（7）搬运时应注意伤病员的脚在前、头在后，有利于急救者观察伤情变化。

➡ **被刺伤了怎么办？**

如果是被一些细小东西（如木刺等）刺入皮肤并固定在那里，可以使用针和小镊子将其取出。

（1）把手洗净，然后对针和镊子消毒，办法是在火上烧或在开水中煮10分钟，冷却后即可使用。

（2）接下来就可以用针轻轻地将刺伤周围皮肤逐层弄开。将刺暴露到能用小镊子夹住时，将刺拔出。如果刺很小，则要用针慢慢挑出。

（3）这些小刺拔出后，要用手在伤口两边挤一挤，使伤口流出几滴血，把伤口中的脏东西带出来。

（4）然后用清水清洗伤口，在伤口和伤口周围的皮肤上抹上酒精，用干净的纱布包扎或贴上创可贴就可以了。

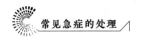

➡ **被砍伤了怎么办?**

随着城市化的发展,生活节奏加快,一些社会恶性事件偶有发生。其中砍伤(锐器)较为常见,尤以前胸、后背和头部砍伤常见。由于砍伤主要导致大量外出血,如不及时救治极易导致休克并致死,所以,及时、有效的院前处理至关重要。

(1)迅速判断伤者伤情,如出血部位、出血量以及严重程度,应在几秒钟完成;同时尽快脱离危险区域。

(2)在判断现场的同时,应尽快采取措施止血,如使用洁净的毛巾、衣物等压迫止血或填塞止血。

(3)及时拨打"120"急救电话,重点告知受伤原因、出血严重程度。及时输血和止血是关键。

➡ **被砸伤了怎么办?**

高空坠落物砸伤或钝器伤,尤其是头部、胸腹部通常表现为内出血,且伤情严重程度较隐匿,正确判断和及时有效的处理对最大限度地降低伤害尤为关键。

(1)迅速判断伤者情况,如脉搏、呼吸和意识状态,并使其尽快脱离危险区域。

(2)及时拨打"120"急救电话,并重点告知受伤原因及伤情。

(3)注意尽量不要随意搬动伤者,以免造成更大伤害。

➡ 洗澡时突然晕倒怎么办？

洗澡是一件非常舒服的事，可以消除疲劳，增进健康。但是，紧闭的浴室里雾气腾腾，是一个低氧环境，健康人能忍受一定的低氧环境，洗澡时一般是不会晕倒的。但年老体弱或过度疲劳的人，对低氧环境就特别敏感，容易晕倒在浴室。此外，由于浴室里温度偏高，一些人喜欢长时间浸泡在热水里，容易引起四肢及身体表面的血管扩张，使血液较多地流向四肢而造成脑部一过性缺血和低血压倾向。这时他们会感到心脏搏动加快、胸闷难受、四肢乏力等，严重时会晕倒在浴室。

1. 急救措施

（1）脱离低氧环境。发现有人在浴室里晕倒，不要惊慌，应立即将其平抬离开浴室，以脱离低氧环境。注意不宜架扶着让其走动，以避免脑部缺血进一步加剧。

（2）离开浴室后应注意保暖，让病人平躺着或头稍微抬高，最好用身边可拿到的衣服、书等把脚垫高，并喂以少许热茶或热糖水。休息一阵后，病人一般都能慢慢好转。对年老体弱者，则应注意防止诱发身体其他疾病。

2. 预防措施

（1）为防止洗澡时出现不舒服，应缩短洗澡时间。洗澡前喝一杯温热的糖开水。（糖尿病病人除外）

（2）为了预防洗澡时突然晕倒，浴室内要安装换气扇，这样可保持室内空气新鲜。家中有老年人的，浴室的门不要往里开，应该往外开，万一老年人洗澡发生晕倒，破门而入

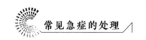

也不会伤到浴室里的老年人，方便抢救。

（3）洗澡时不要吸烟，洗完之后立即离开浴室。

（4）有心脏病、高血压等的病人避免长时间洗澡。

（5）平时注意锻炼身体，增强体质。

➡ 被电焊光"晃"了眼睛怎么办？

有些电焊工人白天工作时，长时间不戴防护眼镜或防护面罩，到了晚上双眼出现异物感、疼痛、怕光、流泪、睁不开眼睛等症状，严重者出现眼睛红肿、看不清楚人或物。这就是电光性眼炎，即平常所说的被电焊光"晃"了眼睛。

电光性眼炎发生的原因如下：电焊、气焊或紫外光灯发射的紫外线破坏眼睛的角膜，引起眼睛疼痛、流泪、怕光。从眼睛被紫外线照射到出现症状，要经过2～10个小时，所以电光性眼炎的发病多数在夜间、在家里，掌握必要的急救措施可减轻痛苦。

1. 急救措施

发生电光性眼炎后，需去医院眼科急诊，在专科医生的指导下用药。

（3）经过应急处理后，除了休息，还要注意减少光的刺激，并尽量减少眼球转动和摩擦。一般经过一两天就可以痊愈。

2. 预防措施

为防止电光性眼炎，必须把预防工作做好。为此，凡进行电焊、气焊作业的工人，在工作时一定要戴上防护面罩，助手亦应戴深色眼镜，其他人员亦要避免紫外线照射眼部，以防发生电光性眼炎。如果一时找不到防护面罩，应在产生弧光之前将脸部转向背后，同时闭紧双眼，避免弧光直接照射眼球。家长应教育儿童不要观看电焊工人操作，否则极易患电光性眼炎。

➡ 眼睛被烫伤了怎么办？

日常生活中，有时会发生热锅里溅出来的油、蒸汽、开水滴或飞溅起来的火星等烫伤眼睛的意外事故。人体常有一种特有的自然保护性反应，比如当引起烧伤的致伤物突然溅起的一瞬间，眼睛会自然迅速地产生一种反射性闭眼动作，所以烫伤部位多半只在眼皮上。烫伤时眼皮发红、肿胀，有时起水疱。烫伤后，立即用清水（如自来水）冲洗，冲洗可减轻疼痛，带走热量。如果有小水疱尽量不要弄破它，烫伤处不必包扎，让它暴露，经3～5天就会渐渐愈合。如果用不干净的布块或纸片敷贴，反而容易引起细菌感染。如果伤病员感到眼内摩擦感很重，流眼泪很多，并且看到角膜（黑眼珠）上有白点，那就说明角膜已被烫伤，这时一定要去医院治疗。

➡ 眼睛里进了沙子等异物怎么办？

在日常生活中，常会遇到风沙、灰尘、小虫子等吹进眼里；劳动时，一不小心也有石灰浆、水泥粉落入眼中。俗话说"眼睛里容不得沙子"，异物一旦进入眼睛，伤病员立刻就会感到眼睛磨痛、怕光、流泪，不敢睁开眼睛。此时不要惊慌，不要用手去搓揉眼睛，以免把角膜擦伤，或把异物深

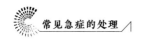

深嵌入角膜。

　　眼睛里进了沙子等异物时正确的处理方法如下：

　　（1）轻轻闭眼，随着眼泪的冲洗或轻轻的瞬目动作，有时异物可随眼泪自行排出。身边有眼药水的，可滴几滴眼药水，冲走异物。

　　（2）如不能排出，可自行将上、下眼睑（眼皮）轻轻反复提起，让泪液将异物冲出。

　　（3）如果经上面的方法还没有成功排出异物，则请在场的亲友帮你将上、下眼睑翻起，注意异物是否存留在睑结膜（内眼皮）或左右两侧凹陷的地方。如发现有异物，可就地取用干净的手帕角或棉签、棉球将异物拭除。

　　（4）如果以上部位没有发现异物，则需在强光处或用手电筒照明，看看异物有无嵌在角膜或眼球白色部分上。如在眼球白色部分上，可按以上方法拭除。但若在角膜上，自己及亲友往往是擦不下来的，因为角膜有丰富的感觉神经末梢，非常敏感，轻轻一碰角膜，眼球就会转动，眼睛会不自主地眨，不仅取不出异物，反而容易擦伤角膜。角膜异物需要去医院急诊治疗。

　　（5）如果是石灰浆或水泥粉落入眼睛，因为这两者都是碱性物质，对眼睛有很大的腐蚀性，所以在受伤后应立即对眼睛进行彻底冲洗。可以请现场的亲友或工友帮助翻转眼睑后用清洁的水冲洗，再用棉签或是干净的手帕擦去异物。

　　（6）取出异物后滴几滴氯霉素眼药水，预防感染。

　　（7）如果取出异物以后，眼睛的疼痛没有减轻，反而加剧，这可能是发生了感染，应该立即去医院复查。因为如果有毒性很强的铜绿假单胞菌（绿脓杆菌）感染，在 24 小时以内就能给角膜造成非常大的破坏。如果不及时抢救，就有失明的危险。

➡ **耳朵里进了异物怎么办？**

耳朵里进了异物，又称外耳道异物，多见于儿童，成人也可发生，多为挖耳或外伤时异物存留外耳道。虫类也可侵入耳内。异物可分为 4 类，不同异物的处理方式不同。

（1）植物类异物：豌豆、黄豆、大米、玉米等。这些异物如遇潮湿可膨胀，堵塞外耳道，通常出现压迫感、胀痛和听力减退。植物类异物入耳后，可用 95％ 酒精或白酒滴入患耳，使异物脱水缩小，以利于掉出或取出。对有硬壳的植物类异物，如葵瓜子等，其处理方法与非生物类异物相同。千万不要滴药水，以免异物受湿膨胀，增加取出的难度。

（2）非生物类异物：砂土、铁屑、玻璃球、小塑料玩具等。这类异物入耳后如果长久停留可以损伤外耳道而引起耳痛和炎症，故应尽早取出。异物一旦入耳可将患耳朝下，用手轻轻拍打耳廓，使其掉出。如果异物没有掉出来，再试试用扣针做成小钩将异物钩出。若为铁屑或其他铁性异物，可用细条状磁铁伸入外耳道口将其吸出。如为生石灰入耳，则不可用水冲洗，应用镊子夹出或用棉签将生石灰擦出来。

（3）动物类异物：蚊子、苍蝇、飞蛾、蜜蜂等。可以将香烟雾慢慢吹进耳朵，将虫子熏出。一般小虫子都有趋光性，可以用手电筒照射耳朵，把虫子引诱出来。如果采用上述方法没有效果，可以向耳朵内滴几滴刺激性小的油类（如菜籽油、芝麻油）或是白酒，使虫子淹死或逃出。然后再用棉签将耳朵里的油擦干净。

（4）水：如果是游泳或沐浴时，不小心水进入耳朵，可将进水的耳朵朝下，同侧单脚跳几下，水便会流出来。可用小棉签轻轻插入外耳道，在耳内旋转几次，将水吸干净。

异物入耳后如采用上述方法还不能取出，应去医院请医生取出。切不可强行取出，也不可让异物长期存留在耳内，否则会引起外耳道和鼓膜损伤，影响听力。

➡ 异物入鼻腔后如何处理？

儿童在玩耍或是吃东西时，有时会把瓜子、花生、果仁、纽扣、玻璃球等塞进鼻腔，或因呕吐、打喷嚏等将食物呛入鼻内导致鼻腔异物。鼻腔异物的主要表现是一侧鼻孔堵塞。异物堵塞时间久的鼻子还有臭味，往往有流脓性分泌物，可有鼻出血和头痛。

如果儿童无意中将异物塞入鼻孔，可按以下方法处理：

（1）在取鼻腔异物前，先要询问患儿将何种东西塞入鼻孔。然后让患儿坐在椅子上或大人腿上，头后仰，检查者用手电筒照射患儿鼻孔，观察异物的大小、形状、位置，两个鼻孔都要查看，以免遗漏。

（2）告诉患儿用嘴呼吸，不要用鼻子呼吸，以免将异物吸入气管。

（3）如果鼻腔内异物较小、位置不深，可用擤鼻动作将异物擤出。擤鼻前，大人要给患儿详细交代擤鼻的方法，并给患儿做示范动作，使患儿正确掌握擤鼻要领。擤鼻要领：

大人先用一个手指将患儿的健侧鼻孔（无异物的鼻孔）堵住，使其不漏气，而有异物侧鼻孔不可堵住，然后让患儿用口深吸气（不可用鼻深吸气，以免将异物吸入气管）后，做擤鼻动作，让气流将异物冲出鼻腔。或是搓一个小纸条，刺激鼻孔，或用一些胡椒粉，诱发打喷嚏，有时也能将异物排出。

（4）如果用上述方法不能将异物排出，或是异物较大，可以在手电筒的照射下，小心用镊子或钩子取出。对光滑的球形异物（如玻璃弹珠）不可任意夹取，以免将其推向鼻腔深处，甚至掉进气管，造成严重后果，而要及时去医院请医生处理。

➡ 不小心将假牙吞下怎么办？

假牙是义齿的俗称。装了假牙的人，在不小心将假牙吞下后如果没有引起呛咳、气急、嘴唇发紫等现象，则不需过于惊慌。过分勉强地想使吞下的假牙吐出，有时反而会发生误吸入气管的危险。

一般来说，假牙被吞入胃内后，除了一些特别大或尖锐的，绝大部分都会与胃内的食物混在一起，然后自然地随大便排出体外。因此，在吞入假牙后的一段时间内，可以多吃一些青菜之类的蔬菜，以促进其排出。

如果吞下的假牙比较锐利，由此引起了腹痛、呕吐暗红色液体或解黑色大便，则应及时去医院接受医生的诊治和 X 线检查。必要时可在胃镜下取出假牙或手术治疗。

吞入其他异物的处理同上。

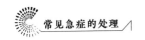

➡ 被骨刺或鱼刺卡喉了怎么办？

鸡、鸭、鱼肉是人们常常食用的，可由于不注意，人们特别是小孩往往被鱼刺、鸡骨或鸭骨卡入咽喉或刺入黏膜。尖锐的鱼刺、碎骨刺入扁桃体、舌根或黏膜等处，可引起咽喉疼痛、咳嗽、血痰、呼吸困难和吞咽受阻，有的还可能出血。

咽喉或食管里卡了骨刺或鱼刺，千万不可用手指在喉咙里面乱挖。这么做，轻则加重局部组织损伤，重则可造成食管穿孔或损伤大血管而引起大出血，是非常危险的。也有的人被骨刺或鱼刺卡喉以后，往往采用大口吞饭团、馒头和青菜的办法，试图将骨刺或鱼刺带下去。这样做虽然有可能将细软的鱼刺侥幸吞入胃内，但对大而坚硬的鱼刺或鸡骨却无能为力，其反而会因此越扎越深，甚至刺破食管或大血管，造成严重后果。也有人试图喝几口醋，想"化掉"骨刺或鱼刺，这也是行不通的，因为咽喉和食管、胃相连，喝进去的醋根本来不及"化掉"骨刺或鱼刺，就顺着咽喉、食管壁进入胃了。

被骨刺或鱼刺卡喉的正确处理方法如下：

（1）用汤匙、牙刷柄、压舌板、筷子轻轻压住被卡者舌头 2/3 的部分，暴露舌根和扁桃体，用手电筒照射，或在亮光下仔细察看舌根、扁桃体、咽后壁等处，发现骨刺或鱼刺后，再用小镊子或筷子将其取出。如被卡者咽喉反应强烈，出现恶心、呕吐而难以配合，则可让其做哈气动作，以减轻不适。

54

（2）咽喉部位异物有时不易取出，如咽喉或气管进入异物，危险是很大的，必须立即处理。此时应让被卡者保持冷静，如发现吞咽后胸骨后疼痛，说明骨刺或鱼刺在食管内，应立刻到医院治疗。

（3）骨刺或鱼刺卡喉，经过处理后，由于局部受到刺激或黏膜被划伤等原因，即使骨刺或鱼刺已被去除，仍然有未去除的不舒适感觉。这时可让被卡者喝温开水，如果骨刺或鱼刺仍有未除去的，被卡者会拒绝喝水，甚至出现呕吐情况；如果喝水顺利，一般说明其咽喉部已没有骨刺或鱼刺了。

➡ "闪了腰"怎么办？

生活中，当弯腰、突然转身或是搬运重物时，如几人抬重物时步调不协调或一人突然失足，常常会"闪了腰"，医学上称急性腰部扭伤。当急性腰部扭伤时，腰部剧烈疼痛，活动受限，严重者甚至倒下不能翻身，有的有腰部断裂感或响声。疼痛为持续性剧痛，腰部活动、咳嗽、打喷嚏、深呼吸、大声说话等都会加重疼痛。

急性腰部扭伤可进行如下处理：

（1）停止工作或劳动，至少卧床休息1周。休息要半卧于硬板床上，床上要有7～10厘米厚的棉絮垫。尽量采用舒服体位。卧床休息首先能减轻自身体重对腰部所产生的负担，并且可增加血液循环，减轻腰部组织受伤后的充血、水肿，以利于组织修复，避免病程延长而转为慢性腰痛。不要睡弹簧床，因为过于柔软的弹簧会使脊柱发生侧弯，导致腰部疾病加重。在急救现场如果没有硬板床，可以直接平卧在地上，再设法找到门板、宽木板等，将伤病员水平抬放在门板上。腰部两侧应垫衣服固定，以免腰部左右晃动。

（2）冷敷。扭伤当天不要热敷或推拿，以免局部血管扩张，发生渗血和加重水肿。刚扭伤的前 3 天都需采用冷敷，每次敷 10～20 分钟，每天多进行几次，让受伤部位的肿胀程度降到最低。如果扭伤两天后，还有持续的肿胀与疼痛，建议去骨科或康复科诊治。

（3）热敷。第 4 天以后可采用热敷法，促进新陈代谢。热敷可用热毛巾或以毛巾裹住热水袋置于患部。每次热敷约 30 分钟，每天 2 次或 3 次。

（4）可内服或外用活血化瘀药。内服药物有大活络丸、小活络丸、田七粉、百宝丹等，外用药物有正红花油、伤筋正骨水、麝香膏等。

（5）按摩。伤病员取俯卧位，用手轻轻叩压腰部 5～10 分钟，也可用手掌内侧或外侧摩擦腰部两侧皮肤，以感觉发热为度。有条件的伤病员也可由家属协助在腰部拔火罐。

（6）早期锻炼。4 周后开始做腰部运动和康复训练，直至痊愈。可在床上做抬腿、屈髋运动，即平卧于床上将双腿交替抬起并将膝关节屈曲向腹部。疼痛缓解后可做仰卧起坐或下蹲运动。

（7）注意劳动保护。伤后劳动或工作时，如果需要腰部用劲，首先要做好心理准备，然后腰部才用力，并且要量力而行，不能勉强，以免再次损伤腰部。

➡ 手指、脚趾断了怎么办？

在日常生活、工作、劳动或一些意外事件中，可能发生手指、脚趾被切断的情况。断指（趾）的接活，不仅取决于医院的设备和外科医生的技术，而且还依赖当事人、家属或同事在伤后对伤口和断指（趾）的处理。那么，当手指、脚趾断了时应采取哪些措施呢？

（1）止血。用消毒的纱布或干净的手帕加压包扎伤口止血。如捆扎止血，一般不应超过1小时；若确实需要超过1小时，则每小时要松开1次，避免因长时间捆扎而造成肢体缺血、坏死。在伤后千万不要在伤口处用香烟灰、草木灰、木屑等脏东西止血。

（2）清理伤口。如果伤口特别脏，可用凉开水或自来水冲洗，但不要用碘酒、酒精等消毒液来冲洗和涂擦，以免影响断指（趾）再植时血管的吻合。

（3）正确处理断指（趾）。千万不要把断指（趾）丢掉，不要增加断指（趾）污染的机会。将断指（趾）用消毒纱布包好，如果没有消毒纱布，用干净的毛巾、手帕也可以，放入干净未用过的塑料袋里，扎紧袋口，然后放入保温瓶内，四周放些冰块（冰棒也可）降温。注意塑料袋不可漏水，否则，冰水渗进塑料袋里会影响再接成功。注意千万不要用碘酒、酒精及其他消毒液涂擦断指（趾），也不要将断指（趾）泡在盐水、酒精及其他液体里，以避免引起不良后果。

（4）迅速将伤病员送往医院进一步救治。

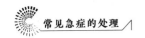

➡ 手被切割受伤怎么办？

在厨房切菜时，有时发生手被刀具、玻璃等切割受伤的事，如果处理不当，伤口会感染、化脓，也可能会威胁生命。

一旦发生手切割伤，可按以下措施进行处理：

（1）止血。受伤后，如果伤口流血不止，可用另一只未受伤的手的拇指、示指（食指）紧紧捏住伤指两侧根部，也可用橡皮筋捆扎伤指根部止血。

（2）清洗伤口。先用冷开水或淡盐水把伤口冲洗干净，再涂上碘伏或75％酒精消毒，然后用消毒纱布包扎。

（3）如果伤口很深或较大，需要急送医院抢救治疗。在送往医院途中也应尽量止血，并保护伤口，可用消毒纱布压迫或包扎伤口，切忌乱上药。

（4）脏东西或生锈的锐器刺伤了皮肤，应该去医院注射破伤风抗毒血清（破伤风抗毒素），以免感染破伤风。

➡ 手指被门窗或抽屉夹伤了怎么办？

手指被门窗或抽屉夹伤后，轻者疼痛，手指皮肤变青紫或指甲下淤血呈紫黑色；重者指甲脱落、甲床撕裂或指骨骨折。

手指被夹伤后的正确处理方法如下：

（1）冷敷。手指血肿及疼痛，应立即用冷毛巾或冷水袋湿敷伤处，以减轻疼痛并可防止血肿增大。如果血肿仍然越来越大，则可用绷带或布条稍稍加压包扎，但需注意包扎时间不能超过 1 小时，并随时注意手指末端的颜色。如果发现指端颜色变紫、发凉，应立即松开绷带或布条。

（2）热敷。受伤 48 小时后，改用热毛巾或热水袋热敷，但不要将手指烫伤，每天 2 次或 3 次，每次 15～20 分钟。

（3）用纱巾悬吊手臂于胸前，以减轻伤指肿胀和疼痛。指甲下淤血和疼痛明显者，应尽快到医院进一步治疗。

（4）如果手指夹伤后有创口，应局部消毒、包扎。如果指甲脱落或怀疑有指骨骨折，应到医院检查和治疗。疼痛明显者可口镇痛药。老年人、小孩或体弱者可服用抗生素，以预防感染。

➡ 指甲损伤了怎么办？

指甲因伤脱落，十分疼痛，还容易引起化脓。重新长出指甲往往需要几周时间。指甲损伤可按以下措施处理：

（1）损伤指甲的处理。指甲松动，即使不掉，多数医生也不愿保住它。因为指甲缝隙里容易藏一些脏东西，很容易引起指头化脓溃烂。已掉的指甲是不能恢复原位的。指甲掉了之后，只要长指甲的地方（甲床）没有毁坏，就能重新长出。

（2）止血。如有出血，把手举起，高于心脏位置，还可以捏住伤指两侧，阻断指动脉，出血即可止住。

（3）临时处理。伤指很痛，一般自己无法处理时，应请医生帮助。在找医生的途中，最好用干净手帕轻轻包住伤指，防止尘土污染。

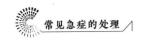

➡ 体育锻炼中出现意外损伤怎么办？

随着人们对运动的热爱不断增加，在体育锻炼中各种意外损伤的发生率也不断增加，如摔碰伤、挫伤、拉伤、扭伤、骨折及关节脱位等。应该如何处理，才能使损伤的危害降到最低呢？

首先，应当让伤者立即停下当前的体育活动，询问伤者受伤部位和情况，并帮助伤者转移至相对安静的场所。此时应重点评估伤者的伤情，主要包括受伤原因、受伤部位、受伤深度、出血情况等。切记不可贸然走动或挪动伤者，谨防二次伤害。另外，有必要了解伤者伤前的健康状况，以便于对损伤进行判断和及时救治。如果受伤情况较为严重，应及时转送医院处理。

其次，对不同的损伤应采取适当的院前急救措施，必要时及时将伤者送往医院做进一步处理。

（1）对于摔碰伤和挫伤，如发现只有轻度红肿或仅伤及表皮，出血较少，此时，红肿处可涂抹红花油、活络油、正骨水等活血化瘀的外用药水或药膏。对于表皮擦伤处可用碘伏或酒精等对伤处进行消毒，除非天气过冷或不太方便，一般不需其他处理，且需敞开伤处，待其结痂愈合。此时应注意尽量避免接触水、避免抓挠。情况严重需要清创缝合时，应简单清洗伤口后转送医院处理。对于眼眶或鼻部等部位的损伤，因常常出血较多，一般首先应用干净的纱布或布条按压或填塞以临时止血，并尽快将伤者转送至附近医院进行清创和包扎等处理。

（2）对于拉伤和扭伤，一般多为软组织损伤或肌肉拉伤，此时应避免患处过多活动并及时予以冷敷，具体可参见下面"脚踝扭伤"的处理。对于疼痛难忍、肿胀明显者，则需将伤者转送到医院进一步诊治。

（3）对于关节脱位甚至有骨折者，首先应避免患处活动，并明确损伤部位，了解关节活动度和疼痛情况。对于有明确暴力外因，且伤者疼痛难忍，患处皮肤变紫、肿胀，骨骼或关节畸形、异常活动或活动时疼痛剧烈及有骨擦感时，应高度怀疑骨折或关节脱位。此时，应在尽量固定伤者患侧肢体的同时，尽快将其转送至医院，经 X 线检查后进行关节复位和骨折复位固定等治疗。

最后，在医院处理完后的康复期内，要避免患处活动、积极疗养；挫伤处应定期更换药棉和纱布，并注意患处卫生，以防感染。

➡ 脚踝扭伤了怎么办？

在体育锻炼或外出时，有时在高低不平的路上行走，从高处跳下，或是上下楼梯时不小心踩空了，都可能引起脚踝关节突然向内或向外翻转而受伤，轻则韧带拉长、扭伤，重则韧带撕裂、发生骨折，这就是脚踝扭伤（踝关节扭伤）。脚踝扭伤后，轻者踝关节出现淤血、肿胀和疼痛，重者不能行走、疼痛万分。

一旦发生脚踝扭伤，可按如下方法处理：

（1）48 小时内冷敷。脚踝扭伤后赶紧用冰袋或冷水湿敷扭伤的脚踝，或是放在水龙头下用冷水冲洗脚踝。注意：

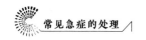

这个时候千万不能用热水敷或是按摩脚踝。因为急性扭伤后，脚踝局部毛细血管充血，并且有部分毛细血管破裂造成出血，此时按摩可加重损伤；热敷使毛细血管扩张，出血增多，使脚踝肿胀得更厉害。而用冷水或冰水袋局部冷敷，可使毛细血管收缩，从而减轻出血，还可以减轻疼痛。

（2）晚上睡觉时可用枕头把扭伤的脚抬高，这样有利于脚踝血液的回流，促进血液循环。

（3）48小时后热敷加按摩。一般在扭伤2天后，局部出血已经停止，可改用热敷并适当局部按摩，以改善局部的血液循环，加速肿胀的消退，减轻疼痛。也可用热水浸泡并逐渐活动踝关节。活动的方法：脚尖自下经左向上至右划圈，帮助受伤的肌肉和关节康复。一般来说，在伤后1周内最好卧床休息，尽量减少行走，给踝关节充分的时间愈合，防止形成习惯性扭伤。

（4）若扭伤后疼痛难忍，踝部肿胀，皮肤青紫，脚掌明显向里，踝关节不能自如活动，用手轻压可听到骨擦音，说明可能有韧带撕裂或骨折，必须及时去医院检查治疗。

（5）由于扭伤以踝关节外侧韧带居多，可将鞋后跟靠外侧部稍微垫高一点，这样有助于韧带恢复。对于习惯性扭伤者，宜长期穿高帮鞋，以保护踝关节。

➡ 孩子的脚被自行车或电瓶车车轮钢丝轧伤或夹伤了怎么办？

孩子的脚被自行车或电瓶车车轮钢丝轧伤或夹伤，最常见于脚踝部、脚趾。轻者皮肤表面擦伤、出血；重者脚踝处皮肤发紫、肿胀，有的甚至发生骨折。

受伤以后，对仅有皮肤擦伤者，首先清洗伤口周围皮肤，清洗用具最好经过煮沸消毒（煮沸时放一双筷子一同消毒）。然后用筷子夹取消毒药棉，蘸凉开水擦洗伤口周围皮肤。如果皮肤很脏，也可先用肥皂水擦洗皮肤，再用凉开水冲净。等到伤口周围皮肤洗净以后，用凉开水冲洗创口，最后用消毒纱布或干药棉吸干伤口内的水分。如果伤口非常清洁，一般不需冲洗。如伤口内有出血，可用药棉压迫一段时间，再用碘伏、酒精涂擦伤口周围皮肤，但不要使消毒药液流入伤口，以免影响伤口愈合。

如果发现皮下血肿，需要将受伤的脚抬高制动，可在伤后 48 小时内给予冷敷，48 小时以后再改热敷促进血肿吸收。

如果局部皮肤挫裂伤较重，就需要到医院清创缝合，或者拍摄 X 线片检查是否有脚踝部骨折。

创面较深不清洁的还需要注射破伤风抗毒素。

➡ 脚被皮鞋磨起疱了怎么办？

穿新鞋或不合适的鞋子时，常会挤伤脚，把脚磨起水疱。所以，每当外出旅游或长距离行走时，应选择合适的鞋子，避免穿新鞋，尤其是新的高跟鞋。

（1）如果脚受磨发红，可以在该处袜子外面擦上一层肥皂，并在鞋子与脚接触的部位贴上一块胶布或是创可贴，以避免脚被磨擦破皮。

（2）如果脚已磨破并有水疱，小水疱不必用针挑破，因

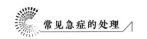

为鞋里细菌很多，感染的机会很大，只需用消毒纱布包扎后让其自行吸收。

（3）大水疱可用碘伏涂擦一次，酒精涂擦两次消毒后，用针在火上烧后刺破水疱，涂上抗生素软膏，再用消毒纱布包扎好。注意保持伤口清洁，短期内应防止局部再受磨压。

➡ 被铁钉扎了脚怎么办？

如果是铁钉扎脚，往往扎得很深。脏的或生锈的钉子，还容易使人患破伤风，所以不能大意。

（1）脚被钉子扎破后，要立刻坐下，先用碘伏和酒精涂擦伤口周围。如果铁钉还留在肉内，可小心地依照刺入的方向顺势向外拔出。

（2）钉子拔出后，用手挤一挤伤口四周，流出一些血液，以起"排毒"作用。如果钉子拔不出来，或者发现伤口内有断钉，切不可强拔硬拉，需要请医生切开伤口取出。伤脚不能着地行走时，要请他人帮助乘车去医院救治。

（3）钉子扎了脚，即使拔出后消过毒，也一定要尽快注射破伤风抗毒素，以免感染破伤风；同时要用抗生素。

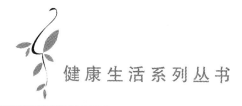

疾病篇

　　每个人一生中都难免遭受疾病侵扰，最要命的就是突发疾病，如突发心脏病、中风、中暑等。如果能对这类疾病有所了解和准备，就能最大限度地降低突发疾病给我们带来的伤害和痛苦。

➡ 家中有人中风了怎么办？

中风是中医学对急性脑血管疾病的统称。中风即脑卒中，是以突然昏倒，不省人事，伴有口角歪斜、说话不利索，甚至出现半身不遂为主要症状的一类疾病。本病有发病率高、病死率高、致残率高、复发率高以及并发症多等特点。

中风多见于患有高血压病的 50 岁以上的中、老年人。寒冷的冬、春季，在情绪激动、过度劳累、睡眠不足等情况下，血压可能突然升高，导致脑血管破裂而发生中风。此时，病人会突然感到头部剧烈疼痛，有喷射性呕吐、口眼歪斜和半身不遂，并会伴有体温升高、血压升高、四肢抽搐等。

中风时病人的表现各不相同：轻者可见一侧口角向下偏斜并不断流口水；重者则可突然倒地、大小便失禁，旋即进入昏迷状态。当遇到中风的病人时应采取以下应急措施：

（1）因中风病人多有偏瘫，为防止其从椅子上或床上跌下，救助者如果在跟前要立即上前将其扶住。对于清醒的病人，要设法消除其紧张情绪，以免血压进一步升高，增加脑出血量。若病人此时坐着或躺着，则没必要改变其体位。任何不必要的体位改变或搬动都会增加脑出血量，从而加重病情。只要病人坐得不勉强就无需使其躺下。

（2）如中风后病人当即失去意识或倒地，此时的抢救仍应尽可能避免将其搬动，更不能抱住病人用力摇晃，试图唤醒病人。此时的病人不仅无法唤醒，而且反复的摇晃只会加重脑出血。正确的做法：若病人坐在地上尚未倒伏，可搬来椅子将其支撑住，或直接上前将其扶住。若病人已完全倒地，可将其缓缓拨正到仰卧位，同时小心地将其头偏向一侧，以防呕吐物误入气管产生窒息。

（3）保持呼吸道通畅。解开病人衣领，取出口内的义齿（假牙），以使其呼吸通畅。若病人鼾声明显，提示其呼吸道被下坠的舌根堵住，此时应抬起病人下巴，使之成仰头姿势，同时用毛巾随时擦去病人的呕吐物。对于严重呕吐的病人，应防止呕吐物堵塞气管，导致窒息而死亡。此时，应将病人的头偏向一侧，并不断清除其口鼻内的呕吐物。

（4）家里如有血压计，应及时测量血压。若血压很高而病人又清醒，可适当服抗高血压药。但不能给镇静药，因为这类药进入脑内起镇静作用，将会混淆对病情的判断。

（5）若病人有手脚抽动或痉挛的情况，而抽动得厉害往往会使脑出血量增加，痉挛时牙齿会咬伤舌头，因此，家人必须按住病人，并将筷子或是调羹柄上缠上干净的手帕后塞在病人的上下牙齿之间。

（6）中风病人无论是否清醒，在现场急救的同时，都应尽快请医生前来救护。对于因高血压引起的中风，不能为了急于送往医院而用拖拉机等颠簸剧烈的运输工具。条件许可的话，在发病现场进行抢救效果最好。

中风病人在气候变化时应当注意保暖，预防感冒；不要用脑过度；平时外出时多加小心，防止跌跤；起床、低头系鞋带等日常生活动作要缓慢；洗澡时间不宜太长；注意治疗原发病，防止再发脑血管疾病。根据不同病因，坚持治疗，定期复查必要的项目。

➡ 家中有人突发心脏病怎么办？

突发性心脏病是导致中青年人群猝死最主要的原因，也是老年人突发疾病中较为常见的一种。常见的有急性心肌梗死和不稳定型心绞痛两种类型（都为冠心病亚型），是由急性心肌缺血引起，以急性症状如胸痛、呼吸困难、乏力、心悸等开始，且1小时内骤然意识丧失为前驱的极易引发猝死的一类心脏病。临床检查可发现病人有严重的心律失常。

突发性心脏病多见于有冠心病病史或家族史、高血压病史、血脂异常、超重或肥胖及糖尿病的病人。精神过度紧张、吸烟、过度劳累等更易诱发。近年来中青年猝死人群数量不断上升，提示年龄因素已经不再明显。另外，暴饮暴食、寒冷刺激、便秘（主要指老年人）都是主要诱因。

当遇到这种情况时，应迅速判断病人的基本生命体征（心脏搏动、呼吸、意识状况等），并尽快拨打"120"急救电话。同时，针对不同情况，及时采取适当的措施：

（1）当病人意识清醒，但是有胸部压迫感、闷胀感或明显烧灼样疼痛，并伴出汗、呼吸急促、心悸、恶心或头晕等症状时，高度怀疑心绞痛发作，应尽快让其舌下含服硝酸甘油或速效救心丸。无药时，应让病人休息，一般会有所缓解。

（2）病人虽然清醒，但出现突发性的胸骨后或心前区剧痛，向左肩、左臂等处放射，且持续半小时以上，休息和含服硝酸甘油都不能缓解，并伴有皮肤湿冷、呼吸短促、头晕、恶心、多汗等，高度怀疑为心肌梗死发作。如有阿司匹林等相关药物，应尽快让病人服用。在医务人员到来之前，如果病人出现意识模糊、脉搏或心脏搏动微弱或紊乱，应尽快开始实施心肺复苏。

（3）对于病人出现突发性意识丧失，并发现呼吸和心脏搏动突然停止，应尽快实施心肺复苏。心脏搏动、呼吸骤停后的 6 分钟内是抢救成功的黄金时间，越早实施心肺复苏，病人存活的可能性越大。具体操作请参照本书"心肺复苏"的内容。

心脏病病人一定要注意休息、防寒保暖；定期检查心电图、血脂水平等；身边或家里要常备硝酸甘油、阿司匹林或速效救心丸等药品；心肌梗死病人要遵医嘱，坚持服用相关药物。

➡ 龋病引起牙痛怎么办？

龋病俗称蛀牙，也有人叫它虫牙。"牙痛不是病，痛起来真要命"是广为流传的一句俗语，但其实并不科学，因为牙痛是一种口腔疾病的症状。当患了龋病出现牙痛时，那真是吃不下，睡不着，自己难受，家人也很心疼。那么，患了龋病应该怎么办呢？

一旦发现患了龋病，一定要立刻去牙医处就诊，让牙医及时采取措施，填补龋洞，防止其继续恶化。千万不能有"等一等，算了吧"的观念。"牙痛不是病"的观点不仅是错误的，而且会耽误治疗，造成龋病恶化、牙齿坏死，而且还有可能导致更多的牙患龋病。真要是到了痛得实在受不了的阶段，有时就连牙医也帮不上忙。在患了龋病后，需要使用优质的含氟牙膏。

如果半夜牙痛或牙痛时不方便立即就医的，可以采取下面一些措施减轻疼痛：

（1）牙痛的时候可以切生姜一小片咬在痛处，必要时可以重复使用，睡觉的时候含在口里也无妨。

（2）用牙签挑取一点云南白药加上开水一滴，调成糊状，再用牙签蘸云南白药糊塞到牙痛的地方，一般 3～5 分钟就能止住疼痛。

（3）冰敷。用冰敷牙痛部位的脸颊，可缓解疼痛。每次敷 15 分钟，一天至少 3 次。

➡ 如何预防孩子患龋病？

（1）正确刷牙。先为孩子选购一支刷头小巧、刷毛细软、毛端圆钝并富有弹性的儿童保健牙刷，再选购一支含氟牙膏。牙膏中的氟化物能促进牙面结构矿化，有效保护牙齿。小孩一次牙膏用量约豌豆大，随着年龄增长可适当增加用量。刷牙时应避免咽下牙膏。孩子初学刷牙时，家长应做示范并耐心地教会孩子如何正确刷牙。正确刷牙的要点：刷毛与牙面约呈 45 度角，顺着牙缝竖刷，即上牙往下，下牙往上，咬合面前后来回刷。不能全部拉锯式地横刷，那样会损伤牙齿和牙龈。一般每次刷牙 3 分钟，早晚各刷 1 次；饭后 3 分钟用清水漱口，并持之以恒。

（2）合理饮食。甜食是孩子偏爱的食品，例如糖果、巧克力、饼干和糕点等，其中含有大量的糖和淀粉。尤其是黏

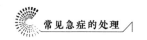

性大的甜食易黏附在牙面上，为致龋菌提供充足的养分，使小孩容易患龋病。因此，要劝说孩子少吃甜食，尤其不要在睡前吃，睡前吃东西后要刷牙。此外，日常饮食不要偏食。膳食成分应包括五谷杂粮、蔬菜瓜果、豆类及豆制品、奶及奶制品，以及鱼、肉、蛋、禽。这样有利于孩子的生长发育和身体健康。

（3）定期检查。由于龋病初期无症状而不易被察觉，直到出现疼痛症状时家长才急于带孩子到医院就诊，此时往往已错过良好的治疗时机。因此，建议在孩子周岁时便可进行首次检查，以后每半年定期复查一次，发现患龋病及时治疗。家长不要因事务繁忙而忽视了孩子的牙齿健康。

➡ 孩子突然腹痛怎么办？

孩子腹痛是最让家长头痛的事情。年龄大点的孩子还常常能说出疼痛的性质和具体部位，而年龄小的孩子则不能说出具体疼痛部位，只会说肚子不舒服，或烦躁不安，或哭闹，甚至拒绝进食。此时，家长应耐心询问疼痛情况，以了解腹痛的部位和性质。

如果孩子常突发腹痛，家长可先做一下简单检查：先轻轻按压孩子的腹部，如无明显压痛，肚子很软且孩子喜欢按摩疼痛的地方，也没有发热及腹泻，经几分钟至半小时后腹痛能自行缓解，则孩子可能是肠痉挛。家长可按摩或热敷其腹部，平时让孩子少吃冷饮。孩子也可能是患了肠道寄生虫病，以蛔虫多见。家长可给小孩服用阿苯达唑片（肠虫清片）驱虫，用法用量遵医嘱，在晚上睡觉前一次服完。

小儿腹痛是儿科常见病症。由于引起腹痛的原因较多，不能疏忽大意，家长一定要注意仔细观察孩子腹痛的变化。如果腹痛不见好转甚至加重，或是疼痛的部位有所改变，应立刻送往医院救治。千万不要随意给孩子使用止痛药，否则会掩盖发病时的症状，影响医生对病情的观察，以致延误诊断和治疗。

➡ 春天鼻痒、喷嚏不停怎么办？

春天是人们走出户外，享受阳光的季节。但有些人这时却鼻子非常痒，整天流清鼻涕，一天要用几条手帕，一次可连续打十几个喷嚏，真是痛苦万分。这到底是怎么回事？原来是患了过敏性鼻炎（变态反应性鼻炎）。该病分为两类：一类是季节性过敏性鼻炎，在春暖花开的时候，空气中飘满了花粉，许多人对花粉过敏，一旦接触到它就会连续打喷嚏、流鼻涕、鼻子不通气等，这种具有季节性特征的过敏性鼻炎称为花粉症；另一类是常年性过敏性鼻炎，发病没有季节性，随时可以发作，这些病人的过敏原（变应原）与尘螨、动物皮毛、皮屑、各种食物（如鱼、虾、蟹、牛奶等）或是化妆品有关系，这种鼻炎称为常年性过敏性鼻炎。

对过敏性鼻炎的治疗主要是去除过敏原。

季节性发作者，在花粉飘散季节应尽量少出门，关好门窗，不得不出门时应戴上口罩。

常年性发作者，要改善室内通风条件，保持室内卫生，将枕头和被褥里的鸭绒、糠皮等填充料改为棉花或化学纤维，停用或更换化妆品，并试着停食鱼、虾、牛奶等食物。

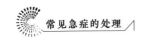

对过敏性鼻炎，可服用氯苯那敏（扑尔敏）、阿司咪唑（息斯敏）或氯雷他定缓解症状。

➡ 长了麦粒肿怎么办？

麦粒肿是发生在眼睑（眼皮）上的急性化脓性炎症，医学上叫睑腺炎，民间俗称"针眼"。受风沙刺激或者经常用脏手揉眼，细菌就会乘虚而入，引起麦粒肿。

麦粒肿出现时，眼内有摩擦感、痒、胀痛。接着眼睑红肿，在睫毛根部或眼边上出现麦粒大小的红色硬疙瘩，压之疼痛。一般经过 3～5 天后硬疙瘩逐渐变软，出现黄色脓头。有的会自行穿破排出脓液，红肿消退而痊愈；有的需要到医院去切开排脓才能痊愈。

长了麦粒肿可采用以下方法治疗：

（1）局部热敷。轻的炎症可在热敷后完全消失。将毛巾洗净，在开水里烫一下，挤干水后敷在患眼上，毛巾冷却后可再用热水加温，如此连续热敷 15 分钟左右，每天可敷 3 次。要掌握好热敷的温度，热敷前先把毛巾在自己的手背或面部试一下温度，以能忍受为度，以免烫伤眼睛。也可在热敷毛巾外面再放一个装了少量热水的热水袋，使毛巾保持恒温，这样就不必多次更换毛巾了。

（2）全身及局部应用抗菌药物治疗可促进炎症的消失。可口服抗生素，如青霉素类抗生素（对青霉素过敏者可采用其他抗菌药物）。局部可点眼药，一般使用氯霉素眼药水即可。如果眼睛里分泌物多，可用利福平眼药水，效果好。小孩入睡后可涂金霉素眼膏。

（3）当出现脓头时切忌用手挤压。因为眼睑血管丰富，眼静脉与眼眶内静脉相通，又与颅内的血管相通，而且眼静脉没有静脉瓣，血液可向各方向回流，挤压会使炎症扩散，引起严重并发症，甚至脓毒症（败血症），从而危及生命。

（4）不要用脏手揉眼睛，以免将细菌带入眼内，引起新的感染。

➡ 鼻子出血了怎么办？

1. 出血原因

鼻出血又称鼻衄。鼻出血有很多原因，可归纳为局部原因和全身性原因。

（1）局部原因。

1）外伤：鼻部受到撞击、挖鼻过深、挖鼻过重等可引起出血。

2）炎症：患干燥性鼻炎、萎缩性鼻炎、急性鼻炎者鼻腔容易出血。

3）肿瘤：少数病例是由鼻腔、鼻窦或鼻咽部肿瘤引起的出血。

4）其他：鼻腔异物、鼻腔被蚂蟥（水蛭）咬伤，可引起反复大量出血。在高原地区，因相对湿度过低而多使人患干燥性鼻炎，为地区性鼻出血的重要原因。

（2）全身性原因。

1）血液疾病：白血病、血友病、各种紫癜等。

2）急性发热性传染病：流感等。

3）心血管疾病：高血压、动脉硬化症、二尖瓣狭窄等。

4）维生素及矿物质缺乏：维生素 C、维生素 K、维生素 P 及钙等缺乏时，均易发生鼻出血。

5）化学药品及药物中毒：磷、汞、砷、苯等中毒，可破坏造血系统的功能引起鼻出血。长期服用水杨酸类药物，可致凝血酶原减少而易出血。

6）内分泌失调：代偿性月经、先兆性鼻出血常发生于青春发育期，多因血液中雌激素含量减少、鼻黏膜血管扩张所致。

2. 处理方法

由于鼻出血的原因不同，其表现也各异（多为单侧出血，也可为双侧出血；可间歇反复出血，也可持续出血；可自前鼻孔流出，也可从后鼻孔流入口咽部而吐出或咽下胃内）。一旦发生鼻出血，可按以下方法进行处理：

（1）不要恐慌，要保持镇静，立即坐下来或半躺下。可用冰水或冷水浸湿毛巾，对鼻部、额部或后脑勺做冷敷，使血管收缩减少出血。

（2）指压法：用拇指和示指（食指）捏紧两侧鼻翼根部 5～10 分钟，一般少量出血即可停止。

（3）填塞法：用棉球蘸上三七粉、云南白药、1％呋麻滴鼻液或 0.1％肾上腺素等止血剂，填入出血的鼻腔。如现场无以上药物，也可单纯用棉球填入鼻腔止血。

（4）口服药物：如家中备有维生素 K、维生素 C、卡巴克络片（安络血片）等药物，可立即口服。高血压病人可立即口服抗高血压药，待血压下降后一般鼻出血也会停止。

（5）如果经过自我处理不起作用或出血较凶猛，应立即去医院做进一步的检查和治疗。

➡ 晕车、晕船怎么办？

生活中，有些人每当坐车、坐船或坐飞机时，就发生头晕、头痛、恶心、呕吐、面色苍白、出冷汗和四肢无力现象，这是由这些交通工具在行驶中产生颠簸或速度改变，刺激了人体耳朵里的平衡器官而引起的。

预防或减轻晕车、晕船反应的具体措施如下：

（1）在乘车或乘船前不要吃得太饱，也不能完全空着肚子，应适量吃些容易消化的食物。经常晕车的人在乘车、船时，应在上车、船前 30～60 分钟服用茶苯海明片（晕海宁片）1 片，可在脐部贴麝香风湿膏。

（2）座位要选择颠簸比较轻的位置（如船的中部，或是车的前面），不要观看车、船外快速移动的树木、电线杆或起伏的波涛。对汽油味敏感的人，应选择离驾驶室远点的座位或选择通风较好的座位，可在手帕上滴 2 滴或 3 滴风油精，然后捂住鼻子。

（3）打开窗户，迎风而坐，尽量保持心情愉快，并且在心里对自己说："我这次一定不会晕车（船）的。"

（4）如出现恶心、呕吐，可将呕吐物吐入垃圾袋或厕所中，不要强行克制。呕吐后平卧或是将头靠在椅背上闭眼休息。

（5）如呕吐剧烈或出现休克、虚脱，应将病人送医院治疗。

（6）本病的预防在于经常锻炼，以增强耳朵里平衡器官的适应性。

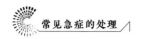

➡ 连续打嗝怎么办？

打嗝又称呃逆，常常是由于吃饭、喝水太急，或突然吸入冷空气刺激而引起的。胃、食管功能性或器质性改变也会引起打嗝。发生打嗝时不要心焦气躁，因过饱、过急饮食造成者，如果无特殊不适，可顺其自然，一般过会儿就会停止。因慢性病导致者，可解痉、加强胃动力治疗。连续打嗝非常扰人，可试用以下方法处理：

（1）尽可能掌握好时间，在即将打嗝时屏住气，有时可止住打嗝。

（2）将少量温开水含在口中，在打嗝时马上吞下。

（3）口对纸袋或是薄塑料袋，有节奏地反复呼吸2次或3次。

（4）取软纸捻成一细条插入鼻孔，轻轻刺激鼻黏膜，打几个喷嚏，往往可以停止打嗝。

（5）打嗝时闻一下胡椒粉的气味，打嗝往往可以停止。

（6）婴儿打嗝时，可将婴儿抱起，用指尖在婴儿的嘴边或耳边轻轻搔痒，一般至婴儿发出笑声，打嗝即可停止。

（7）不要在打嗝时喝冷饮，也不要做剧烈运动。

（8）如果长时间连续打嗝，要请医生诊治。中、老年人或生病者突然连续不断地打嗝，可能提示有疾病或病情恶化，需引起注意。

➡ 落枕了怎么办？

落枕又称失枕，是一种常见病。病人入睡前无任何症状，晨起后感到颈背部明显酸痛，颈部活动受限，不能自由旋转，稍微活动就疼痛难忍，这就是落枕。

落枕的病因主要有两个：一是肌肉扭伤，如夜间睡眠姿势不对，头颈长时间处于过度偏转的位置；或因睡眠时枕头过高、过低或过硬，使头颈处于过伸或过屈状态的时间过长，引起颈部一侧肌肉紧张，发生损伤。二是感受风寒，如盛夏睡眠时贪凉受寒，使颈背部气血凝滞、经络痹阻，以致僵硬疼痛、动作不利索。

落枕后，为了减轻痛苦，促使早日恢复，家人可帮助落枕者进行如下处理：

（1）按摩。家人站立于落枕者身后，先用一指轻按颈部，找出最痛点；然后用一拇指从该侧颈上方开始，直到肩背部为止，依次用点压、拿捏等按摩手法，对最痛点用力按摩，直至落枕者感到明显酸胀即表示力量已够，如此反复按摩2遍或3遍；再以空心拳轻叩按摩过的部位。重复2遍或3遍上述按摩与轻叩，可迅速使痉挛的颈肌松弛而止痛。如有条件，可在医院做进一步手法治疗。但对有颈椎病的人，应避免推拿按摩。

（2）热敷。采用热水袋、电热手炉、热毛巾及红外线灯照射均可起到止痛作用，但是必须注意防止烫伤。

（3）外用药物。选用正红花油、云香精等，对痛处擦揉，每天2次或3次，有一定效果。伤湿止痛膏等外贴膏药贴颈部痛处，每天更换1次，止痛效果较理想，但病人自我感觉贴膏药后颈部活动受到一定限制。孕妇忌用。

（4）口服药物。口服匹米诺定1片，有临时止痛作用。

（5）改变睡眠姿势，调整枕头高低，自己扭动脖子。

（6）如果落枕经常发生，还伴有头晕、手指发麻、手臂发沉等症状，这很可能是由颈椎病引起的经常性落枕，需要尽早到医院诊治。

症状缓解后可进行一些颈部功能锻炼，以增强颈部力量，减少复发。方法如下：两脚分开站立，与肩同宽，双手叉腰，分别做抬头望月、低头看地；头颈向右后转，眼看右方；头颈向左后转，眼看左方；头颈向左侧弯，头颈向右侧弯；头颈前伸并侧转向左前下方，头颈前伸并侧转向右前下方；头颈转向右后上方，头颈转向左后上方；头颈左右环绕各1周等。以上动作宜缓慢，并尽力做到所能达到的范围。

➡ 中暑了怎么办？

在夏季烈日曝晒下或是在高温高湿环境中（一般指室温超过 35 摄氏度）劳动一定时间，如果没有足够的防暑降温措施，体内热量不能向外散发，热量越积越多，导致人体体温调节失调而发生中暑。有时气温虽未达到高温，但由于湿度较高、通风不良，也可能发生中暑。年老体弱、疲劳、肥胖、饮酒、饥饿、失水、穿紧身不透风的衣服者，以及有发热、糖尿病、心血管疾病者更容易发生中暑。

在高温或空气湿度大的环境下劳动或工作，出现大量出汗、口渴、明显疲乏、头昏眼花、四肢无力、胸闷、恶心、注意力不集中等症状时，为先兆中暑，此时应该采取以下措施进行救治。大部分人经过救治后可恢复正常。如果还有发热（体温高于 38 摄氏度）、面色潮红或面色苍白、皮肤灼热、恶心、呕吐、皮肤湿冷、脉搏细弱，为轻度中暑，仍可以采取以下的相应措施处理。但是如果症状不见好转，反而出现昏迷、痉挛、皮肤干燥无汗、持续高热（体温在 40 摄氏度以上），为重度中暑，应及时送去医院治疗，以免危及生命。

发生中暑后应采取的急救措施如下：

（1）当出现中暑先兆症状或轻度中暑时，应立即离开高温作业环境，到荫凉、通风、安静的地方休息。解开中暑者衣服，用浸了冷水的毛巾湿敷其头部或包裹四肢、躯干，并用电风扇吹风，使体温尽快下降。

（2）补充清凉含盐饮料，如冷糖盐水、菊花水、绿豆汤，还可以服用藿香正气水或十滴水、人丹等解暑药。刮痧疗法也有较好的效果。

（3）对中暑昏倒者，应将其迅速抬到环境凉爽的地方，解开衣扣和裤带，有条件者可在其头部、两腋下和腹股沟等处放置冰袋，用冷水、冰水擦身，同时用电风扇吹风。上述治疗过程中，必须用力按摩中暑者四肢，以防止血液循环停滞。待其清醒后，可给中暑者喝些清凉含盐饮料，同时服用人丹或十滴水等解暑药。

（4）对重度中暑者，应在采取上述降温措施的同时，将中暑者迅速送往医院进行抢救。

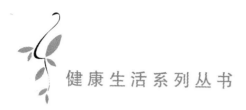

健康生活系列丛书

中毒篇

　　吃饭后发生严重腹泻，提示我们可能中毒了！中毒并不像在电视、小说中看到的那样，而是或轻或重的突发急症。食物中毒在生活中较常见。本篇主要介绍常见中毒事件的防治知识和技能。

➡ 煤气中毒怎么办？

煤气中毒常指一氧化碳中毒，多因家庭使用煤炉、室内通风不良或煤炉排气管道、煤气管道、液化气钢瓶、炉灶等漏气造成。一氧化碳为无色、无味、无臭、无刺激性的气体，不易为人们所察觉。煤气中毒，轻者只有头晕、头痛、眼花、心慌、胸闷、恶心等症状，重者昏迷、呼吸困难、全身软瘫、瞳孔散大，甚至死亡。

一旦发现煤气中毒者，要尽快对其进行抢救。具体抢救措施如下：

（1）发现自己中毒时，应尽快走（爬）出中毒现场，呼吸新鲜空气，并呼喊他人速来相助。

（2）发现他人中毒时，应立即把现场的门窗打开；迅速将中毒者移出现场，转移到空气新鲜处；解开中毒者衣扣，但要注意保暖。有条件的可直接给中毒者吸氧。

（3）若中毒者呼吸微弱甚至停止，立即进行人工呼吸，只要心脏搏动还存在就有救治的可能，人工呼吸应坚持 2 小时以上。如果心脏停止搏动，就进行心肺复苏。要注意将中毒者的头偏向一侧，清除其口腔、鼻腔中的呕吐物及分泌物，有义齿者应将其取下。

（4）如有窒息应立即实施口对口人工呼吸和胸外心脏按压。

（5）如果中毒者能喝水，可给予热糖水、茶水或其他热饮料。

轻度中毒者，在空气新鲜处休息 2～3 小时后可基本恢

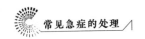

复正常。中、重度中毒者经上述紧急处理后，应及时送往医院进一步抢救。

➡ 如何预防煤气中毒？

（1）冬天用火炉取暖时要注意开窗户通风。烧煤的厨房应有风扇，充分通风换气。

（2）睡前要细心检查炉子或取暖炉的火是否熄灭，煤气灶、热水器及取暖器开关是否关好。应及时检修，严格遵守使用规则。

（3）煤炉一般应当放置在阳台或通风较好的地方；用炉之前应当将烟囱清理一下，使其通畅；及时清理炉膛。这样可以使炉子排烟顺畅，煤炭燃烧更为彻底，减少一氧化碳的产生。

（4）燃气热水器不要安装在卫生间内。

➡ 二氧化碳中毒怎么抢救？

二氧化碳是无色、无味、无臭的气体。我们平时正常呼吸的气体中也含有一定比例的二氧化碳。但如果我们进入含有高浓度二氧化碳的场所，吸入的气体中二氧化碳的含量突然增加太多，就会造成人体缺氧和中毒。

二氧化碳中毒常见于进入长期不开放的各种矿井、油井、船舱底部及水道等。利用植物发酵制糖、酿酒的生产过程中，进入储藏有水果、蔬菜和谷物的地窖和仓库中，或密闭性很好的橱柜、车厢等都容易引发二氧化碳中毒。

二氧化碳中毒的主要表现为昏迷、呕吐、瞳孔放大、大小便失禁等，严重者还会出现休克及呼吸停止等。

下面以常见的地窖窒息为例，具体抢救措施如下：

（1）立即通风换气。可将电风扇、鼓风机等放入吹风。最简单的办法：将一把伞把上系了绳的半张开的伞投入地窖内，一上一下不停地提放，使伞一张一合，以促使地窖内空气对流。也可用带叶子的树枝，张开的衣服、被单等来回扇动，促使窖内进入新鲜空气。

（2）地窖内通风后，可用绳子绑吊蜡烛或油灯进入地窖，如果烛火不熄，说明地窖内氧气的含量还比较正常，可以入地窖救人。

（3）在入地窖抢救者的腰或腋窝处系上结实的绳索，绳索的另一端由地窖外的人掌握。窖内外要经常喊话联系，一旦抢救者有呼吸困难或晕厥不适，应立即将其拉出窖外。

（4）将人救上来后，立即解开其领带、领口、腰带，把衣裤解宽松，并将其放在空气流通的地方。如果中毒者呼吸、心脏搏动微弱或已停止，应立即做人工呼吸及胸外心脏按压，并尽快送医院处理。

➡ 有机磷农药中毒怎么办？

常用农药，如敌敌畏、乐果、敌百虫、对硫磷、灭蚜净、杀虫多等，属于有机磷农药。它可以通过皮肤接触、呼吸道吸入或消化道摄入而引起中毒，且病情凶险，变化极快，必须争分夺秒地采取急救措施。

（1）立即将中毒者转移到空气新鲜、流通的地方，脱离中毒现场。这是急救的首要措施。

（2）如果是皮肤接触引起的中毒，应脱去中毒者已被污染的衣服，以阻止毒物的继续吸收。暴露皮肤后，用肥皂水、3％～5％碳酸氢钠（小苏打水）或清水反复冲洗中毒处（注意：敌百虫中毒禁止用肥皂水清洗），然后用温水擦洗干净，但不能用热水或酒精擦洗，以免增加毒物的吸收。如果眼睛被农药污染，可用 0.9％氯化钠溶液（生理盐水）或1％碳酸氢钠溶液清洗，有条件者滴入 1％阿托品溶液 1 滴或 2 滴。

（3）如果是误服或自服农药中毒，意识清醒者可口服清水、肥皂水或 2％碳酸氢钠 400～500 毫升，然后用手指或筷子刺激咽部、舌根催吐，反复多次，直到洗出的液体无特殊气味（剧烈呕吐或有消化道出血症状者，禁止刺激催吐）。意识不清或不合作者，在气道保护的基础上洗胃。如为敌百虫中毒，应用 1％的盐水或 1：2000 的高锰酸钾溶液洗胃，不能用肥皂水。

（4）如有条件，可给中毒者及早应用阿托品、解磷定等特效解毒药，并给予吸氧。

（5）经初步处理后，及时将中毒者送往医院进一步救治。

➡ 油漆和香蕉水中毒怎么办？

装修新居离不了油漆，香蕉水是油漆的"伴侣"。如果两者使用不当，可能引起人体中毒。比如，在刚刷了油漆和香蕉水的房间里待的时间过长，油漆工每日工作时间过长，都会引起中毒。

油漆和香蕉水中毒的具体急救措施如下：

（1）因吸入过多而中毒者应脱离有毒环境，吸入新鲜空气，必要时吸氧，大多可自行恢复。

（2）眼睛被污染者可用清水或生理盐水冲洗，之后滴几滴抗菌药物眼药水，如氯霉素眼药水。

（3）口服中毒者应予催吐。可先给中毒者喝温开水400～500毫升，然后用手指或筷子等刺激咽部、舌根，即可引起反射性呕吐。如出现意识不清，则不能催吐，应立即送医院。

装修新居后，为防止油漆和香蕉水中毒的发生，应开窗通风至少2个月以上，以使毒物充分散发。油漆工人应注意个人防护，每次工作时戴口罩，并应定时离开油漆环境，呼吸新鲜空气，每日工作以不超过6小时为宜。

➡ 安眠药吃多了怎么办？

常用安眠药（镇静催眠药）有地西泮（安定）、苯巴比妥（鲁米那）、甲丙氨酯（安宁、眠尔通）、司可巴比妥（速可眠）、氯丙嗪（冬眠灵）等。此类药小剂量服用可镇静，中等剂量可催眠，大剂量可抗惊厥。这些药物的共同特点是长期服用都会导致耐受性增加、体内蓄积，药物蓄积到一定程度可以使人中毒。

一般来说，如果安眠药服用量超过常用量的1倍左右，不需要做特殊处理，让病人睡上一天就好了。如果服用量较大，超过常用量的很多倍，则要立即处理。

（1）如果发现病人服用大量安眠药中毒，病人意识还清

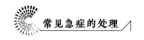

醒,最好对病人进行催吐。可让病人喝 2~3 杯凉开水,然后用手指或筷子刺激咽部、舌根,促使病人吐出吞下的药物。此法可反复数次,直到吐出的液体颜色如水一样。如果病人吐不出来,就让病人喝牛奶或鸡蛋清,这些东西既可保护胃黏膜,又可减少药物吸收。

(2)及时消除口腔、鼻腔内的分泌物,保持呼吸道通畅。

(3)对于已经处于昏迷状态(推之不醒)的病人,应尽快送医院抢救。同时,家属要向医生提供病人所服用的药名及其数量,以及服药时间等情况;不知药名的,应带上药瓶或残余的药物,必要时将病人呕吐物也带到医院做药物鉴定,以帮助医生及时诊断,对症下药。

为避免安眠药中毒,长期失眠者应尽量采用心理治疗、运动疗法以及各种精神疗法等非药物治疗。如果经非药物治疗半年无效,建议使用单一品种、短效制剂药物,从小剂量开始,并主张间断给药,防止产生药物依赖和蓄积。不得不长期服药者,应严格按医嘱使用,不能私自加大药物剂量,并应该定期去医院就诊,以便及时调整治疗方案。

➡ 误食毒鼠药怎么办?

毒鼠药的种类较多,人误食之后会有生命危险。毒鼠药中毒多见于儿童误食或吃了因为毒鼠药中毒死亡的家禽、家畜而导致中毒。毒鼠药包括磷化锌、敌鼠、毒鼠强、安妥和氟乙酰胺。其中以磷化锌最为常用,人误服 2~3 克即可致死。所有的毒鼠药中毒病人均会出现恶心、呕吐、腹痛等一般急性中毒的表现。

对毒鼠药中毒者的具体早期急救措施如下：

（1）催吐。立即用清水或 0.5％硫酸铜溶液 200～300 毫升口服，同时用手指或筷子刺激中毒者的咽部、舌根催吐。

（2）洗胃。催吐后用 1:（2000～5000）高锰酸钾溶液反复洗胃，每次用 200～300 毫升，直至洗出液无臭味为止。也可用 0.5％～1％硫酸铜溶液洗胃。

（3）导泻。洗胃后，口服硫酸钠 20～30 克导泻，使肠内遗留的毒鼠药尽快排泄。

（4）如果中毒者已经有呼吸困难、昏迷，应立即送医院救治。对轻度中毒者，即使其没有感觉到不舒适，也应立即去医院做心电图检查，以免已有心肌损害而未察觉。

➡ 喝酒醉了怎么办？

餐桌上，亲朋好友欢聚一堂，时不时有人不胜酒力，喝醉了。

从刚开始喝酒到最后喝醉，一般会经历三个阶段：

第一个阶段为"甜言蜜语期"，即兴奋期。醉酒者表现为话比平时多，说话条理性不强，眼部充血，脸面潮红，轻微头晕，欣快感。

第二阶段为"胡言乱语期"，即共济失调期。醉酒者表现为说胡话，说话不利索，说的话别人听不清楚，走不稳路，东倒西歪，动作笨拙、不协调，身体失去平衡。

第三阶段为"不言不语期"，即昏睡期。醉酒者表现为

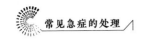

昏睡，呼吸缓慢，颜面苍白，皮肤湿冷，有的陷入昏迷，严重者会因呼吸、循环衰竭而死亡。

过量喝酒会损害人体神经系统的正常活动。喝下去的酒精最后是在肝脏代谢，所以长期过度喝酒还可以引起脂肪肝、肝硬化、慢性胃炎、神经衰弱、高血压等。

对醉酒者的具体处理措施如下：

1. 对于轻度醉酒者

对于轻度醉酒者一般只需让其卧床休息，同时注意保暖，将其头转向一侧，注意及时清除口腔内的呕吐物。此外，还可以采取以下方法：

（1）用手指或筷子刺激咽部、舌根诱发呕吐，将未吸收的酒精吐出。

（2）浸冷水。可取两条毛巾，浸冷水后一条敷在胸上，一条敷在后脑上，并不时地喂清水，可使醉酒者逐渐清醒。

（3）喝绿豆汤或是淡盐水等，以稀释血液中的酒精浓度，加快酒精排出体外。梨、西瓜、橙子汁等也有很好的解酒作用。注意：用咖啡和浓茶解酒并不合适。虽然咖啡和浓茶能兴奋神经，但由于两者都有利尿作用，会使尚未分解的乙醛过早进入肾脏，加重肾脏负担；并且两者还有兴奋心脏的作用，会加重心脏的负担。

（4）敷花露水。在热毛巾上滴几滴花露水，敷在醉酒者的脸上，此法对醒酒止吐有效。

2. 对于重度酒精中毒者

重度酒精中毒者应尽早送医院急救。可先用1％碳酸氢钠溶液洗胃；然后输液，稀释血液中的酒精浓度并促进酒精排泄；同时进行对症治疗等。

➡ 喝了假酒中毒怎么办？

饮酒中毒，多半是由大量饮用了含甲醇较多的假酒引起的。甲醇是无色、透明、可燃的液体，气味和乙醇差不多，在工业上的应用较广。甲醇如果被不法分子利用来勾兑假酒，人喝了后就会中毒。

甲醇中毒者主要表现为头痛、头晕、乏力、视物模糊、眼球疼痛、出冷汗、步态不稳，部分中毒者表现为恶心、呕吐、上腹部阵痛。中毒加深后，除上述症状更严重外，还有怕光、失明、意识不清醒、抽搐、呼吸困难、昏迷，最后因为呼吸衰竭和心力衰竭而死亡。

喝假酒中毒的急救措施如下：

（1）立即用手指或筷子等刺激咽部、舌根催吐。有条件的，接着可用3％～5％碳酸氢钠或肥皂水反复洗胃，然后口服硫酸钠20克导泻。

（2）给中毒者戴眼罩或用软纱布盖眼，防止光对眼的刺激。

（3）经过以上初步处理后，立即送往医院进一步抢救。

➡ 发生食物中毒怎么办？

在食品安全问题日渐突出的今天，在外面餐馆、学校或职工食堂甚至在家里，烹调时因卫生问题、食物原料变质或烹调不合理导致的中毒事件时有发生，不合格奶制品、霉变甘蔗等中毒事件也不少见。

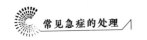

对于群体性食物中毒事件，应尽快联系当地疾病预防控制中心和就近的医疗机构，以便于控制事态和及时救治中毒者。

对于个体食物中毒，原则上应尽快帮助中毒者清洗、排出胃肠内的有毒物质，防止毒物被吸收，并给予对症治疗。症状较重者应尽快将其转送至医院诊治。

具体方法就是催吐、洗胃和导泻。针对具体情况还可采用补液、保温、用食用醋或其他解毒剂等措施。最常用的现场处理方法是在进食后 4 小时内及时催吐，具体方法：利用身边方便的东西如筷子、笔杆甚至手指刺激咽部、舌根，引发呕吐反射；对于不易吐净的黏稠食物，可喝些温水后再催吐，反复进行直到呕吐物中没有食物为止。

常见食物中毒事件的具体处理办法请参见以下几节的内容。

➡ 吃了四季豆中毒怎么办？

干煸四季豆是一道很多人都喜欢的菜肴，但常常因为四季豆没有煸熟，吃后出现恶心、呕吐、腹痛、腹泻、头晕、头痛等中毒症状。这是由于四季豆的外皮中含有一种叫皂素的生物碱，这种物质对胃肠黏膜的刺激性很强，会引起腹痛等消化道症状，还能破坏血液里的红细胞，引起溶血。只有把四季豆加热到 100 摄氏度以上，彻底煮熟，才能破坏其毒性。

中毒轻微者，只需卧床安静休息，少量多次地喝点糖水。

中毒严重者，如果呕吐不止，造成脱水，应及时送医院进一步治疗。

用甘草、绿豆适量煎汤喝，有一定的解毒作用。

➡ 吃了霉变甘蔗中毒怎么办？

甘蔗如果在不良条件下长时间储存（如过冬），就会导致真菌大量繁殖，从而产生大量真菌毒素。因为这些毒素对人体的神经系统和消化系统危害很大，所以，吃了霉变甘蔗会发生中毒。霉变甘蔗多未成熟，含糖量低，外观光泽不好，大部分已经变质，剖开呈灰黑色、棕褐色或浅黄色，闻起来有酒糟味、辣味或酸霉味。

中毒轻者，表现为头晕、头痛、恶心、呕吐、腹痛、腹泻，有的排黑色稀便。中毒重者，先出现恶心、呕吐、腹痛等，大约1小时后出现抽搐、双眼"翻白眼"、牙关紧闭、四肢僵直、手呈鸡爪样、出汗、流口水。

一旦吃了霉变甘蔗中毒，可按如下方法抢救：

（1）迅速催吐和洗胃，尽快把中毒者体内的毒物排出。洗胃可用淡盐水或1∶（2000～5000）高锰酸钾溶液。

（2）让中毒者卧床休息，注意保暖，适当喝些淡盐水或茶水。

（3）中毒较严重者应尽快送医院进一步救治。

➡ 吃了发芽土豆中毒怎么办？

土豆又称马铃薯、洋芋。在储存过程中，如果方法不当，可能发芽或表皮变成墨绿色，这其中就会含有一种叫龙葵素的毒素，大量食用会引起中毒。一般中毒发生在进食后0.5～3.0 小时，表现为上腹部疼痛、头痛、头晕、恶心、呕吐及腹泻。吐泻严重者，可造成脱水。中毒重者可因呼吸中枢麻痹、心力衰竭而死亡。

吃发芽土豆中毒的急救方法如下：

（1）中毒较轻者，卧床休息，可大量饮淡盐水、绿豆汤、甘草汤等解毒。

（2）中毒较重者，催吐、洗胃、导泻。立即用手指或筷子等刺激咽部、舌根催吐，然后用淡盐水或 1 :（2000～5000）高锰酸钾溶液反复洗胃，再口服硫酸镁 20 克导泻。

（3）适当喝一些食用醋，也有解毒作用。

（4）呼吸、心脏搏动微弱者，应进行人工呼吸和胸外心脏按压。

经过上述处理后，中毒严重者应尽快送医院进一步救治。

为了避免吃发芽土豆中毒，对于长芽过多或皮肉变绿的土豆，千万不要食用；长芽不多的可以把芽及芽的周围削掉，在水中泡 30 分钟，煮熟、煮透后食用。

➡ 吃了新鲜黄花菜中毒怎么办？

新鲜的黄花菜中含有一种叫秋水仙碱的物质，它进入人体后可变成毒性很大的二秋水仙碱。二秋水仙碱对消化系统、呼吸系统危害很大，会引起恶心、呕吐、口干舌燥、腹泻等中毒反应。但是，黄花菜在干制过程中，所含的秋水仙碱已经被破坏，因此，食用干黄花菜不会中毒。

一旦发生中毒，可先催吐、洗胃、导泻（方法同其他食物中毒），然后送医院进一步救治。

➡ 吃了生鱼胆中毒怎么办？

有些人认为，生鱼胆有药物作用，可治疗某些疾病，所以吃生鱼胆。事实上，生鱼胆毒性很大，少数人只吃一只生鱼胆就可能引起中毒。有关观察和研究发现，各种鱼类的鱼胆，其毒性不完全一致。常见的鱼中，鲤鱼、草鱼、青鱼的鱼胆毒性最大；鲢鱼的胆汁也可能引起中毒；其他鱼的鱼胆引起的中毒虽较少见，但也不是说不会引起中毒。

吃了生鱼胆后，一般在数小时后出现鱼胆中毒的症状。开始往往出现腹痛或伴有腹泻，如未及时发觉和早期救治，可能会出现肝、肾功能损害的症状和体征，如肝区疼痛、皮肤黄染、血尿、尿量减少甚至无尿，严重者还可表现为抽搐、下肢瘫痪、昏迷、心律失常等。所以，对于生鱼胆中毒千万不可掉以轻心。

一旦发生生鱼胆中毒，应该采取以下紧急措施：

首先让中毒者喝一杯牛奶或温开水，随后可用手指或筷子刺激咽部、舌根，催其吐出残留在胃中的生鱼胆汁，并迅速就近送入医院洗胃，目的是把存留在胃里的鱼胆汁彻底清洗干净。至于出现的其他危急情况，如致命性的心律失常，则必须请医生争分夺秒地进行抢救。如出现了急性肾衰竭，就必须进行血液透析治疗。

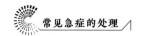

➡ 吃了皮蛋中毒怎么办？

皮蛋是中国独特的蛋加工食品。腌制皮蛋所需的材料有盐、茶及碱性物质（生石灰、草木灰、碳酸钠、氢氧化钠）等。蛋里面的成分经过强碱作用分解，就产生了特殊的风味。而皮蛋的颜色则是因为蛋白质在强碱作用下，蛋白部分呈红褐色或黑褐色，蛋黄呈墨绿色或橘红色。

夏天气候炎热，很多人喜欢用皮蛋来佐餐，可能压根儿没想过，皮蛋弄不好也会引起中毒。

引起皮蛋中毒的"幕后凶手"是一种叫沙门菌的细菌。大多数皮蛋是由鸭蛋加工而成的，而鸭蛋外壳可能被沙门菌污染。沙门菌生长的适宜温度为 20～37 摄氏度，夏季是它生长繁殖的大好季节。据专家检测，干净的皮蛋蛋壳上只有400～500 个细菌，而脏皮蛋蛋壳上的细菌则多达 1.4 亿～4 亿个。如果皮蛋蛋壳有缝隙（哪怕是很细小的缝隙），这些细菌就会大量通过缝隙进入蛋内。人吃了这类皮蛋，细菌就会随皮蛋进入人体胃肠中开始"兴风作浪"，在肠黏膜上引发炎症，并产生毒性很强的内毒素，导致人体出现中毒症状，如恶心、呕吐、头痛、头晕、腹痛、腹泻等。

吃了皮蛋后出现腹痛、腹泻、恶心、呕吐，就是感染沙门菌的典型表现。这时可先喝点糖盐水，然后再去医院。糖盐水的制作方法：把糖和盐按 1：1 的比例放在白开水中。高浓度糖能够控制沙门菌的繁殖速度，盐水可以防止拉肚子造成的电解质紊乱。

预防皮蛋中毒的措施如下：

（1）选购皮蛋时先要看皮蛋是否有质量认证标志，选择包装完整、生产日期等标示清楚的皮蛋。铅、铜等重金属含量高的皮蛋，蛋壳表面的斑点（麻点）会比较多，剥壳后可以看到蛋白部分为黑绿色或有黑点。为了避免铅中毒，不要选购这种皮蛋。好的皮蛋外表呈浅绿灰色或灰白色，而且没有丝毫的裂口，敲起来或是摇晃时不能有响水声。

（2）正常的皮蛋剥开后没有异味，蛋体是完整的，蛋白为暗褐色，呈半透明状，具有一定的弹性；蛋黄呈深浅不同的绿色或黄色，稍微带有溏心。被污染的皮蛋，蛋白呈浅绿色，弹性差，易松散，这样的皮蛋千万不能吃。

（3）剥开后的皮蛋，最好在 2 小时内吃完，不要长时间暴露在空气中或放在冰箱里，否则易感染沙门菌。

（4）每次吃皮蛋不要超过两个，胃肠功能不好者不宜吃，吃皮蛋时最好加些醋、姜或蒜。

➡ 吃了变质食物中毒怎么办？

腐败变质的食物是引发食物中毒的最大"祸源"。日常生活中，人们经常食用的肉类食品、奶制品以及一些剩余的饭菜，在加工、储藏、运输和销售的过程中，很容易被有害细菌污染，发生腐败变质。如果吃了这类被污染的食物，就会发生中毒，出现恶心、剧烈反复的呕吐、腹泻、上腹疼痛等症状。轻者影响健康，重者可能导致死亡。

1. 救治措施

一旦发生食物中毒事件，要及时采取措施救治，具体方法如下：

（1）如果进食时间在 4 小时以内，中毒的人还没有发生呕吐，应及时催吐。可用手指或筷子等刺激咽部、舌根诱发呕吐。吐后可再喝些温开水催吐，重复进行几次直到没有食物残渣吐出为止。如果中毒者已有剧烈的呕吐和腹泻，就不必催吐了。需要特别注意的是，中毒后由于身体的保护机制，中毒者本身会通过呕吐、腹泻排出细菌和毒素，这时不要立即止吐、止泻。

（2）多喝淡盐水或糖盐水，以补充吐泻丢失的水分和无机盐。卧床休息，禁食。

（3）如果中毒者嘴唇发白、四肢冰凉、吐泻剧烈、血压下降甚至休克，表明中毒者病情严重，必须迅速送往医院急救。

2. 预防措施

避免食用变质食物引发的中毒事件，要以预防为主。具体预防措施如下：

（1）储藏食品的时候，要把它们放在通风、低温的地方。

（2）剩余的饭菜吃之前要充分加热消毒，否则不能食用。已经发馊变味的食品坚决不能食用，因为即使加热，也不能去掉变质食物中细菌产生的毒素，还是会导致中毒。

（3）从电冰箱里拿出的熟食最好不直接食用，要经过加热后再吃。长时间储藏在电冰箱里的食品不仅容易丢失营养，也会发生变质。因此，在电冰箱里长期储藏的不新鲜食品不要食用。

（4）从商店买回的熟食、豆制品，吃前应蒸、煮加热。

（5）购买食品，尤其是直接食用的食品，一定要到有卫生安全保证的商店去购买，不要购买无证小贩出售的食品。

（6）购买和食用食品之前，要仔细看清保质期，已经过期的食品不要购买和食用。

（7）用自己的眼睛、嘴巴和鼻子分辨食品的好坏。如果发现食品的颜色变化，长有绿毛、霉斑，闻起来有酸腐气息，用舌尖舔尝有异味，可以断定食品已经变质，坚决不能食用。

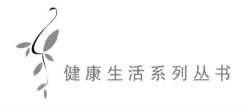

健康生活系列丛书

动物叮咬篇

　　饲养宠物是当前社区居民排遣生活孤寂、调节心理的比较常用的方法，但这导致被猫、狗等咬伤的事例不断增多。本篇重点介绍动物咬伤的基本防治知识。

➡ 被狗咬伤怎么办？

狗是人类忠实的朋友。随着城市养狗的居民日益增多，市民被狗咬伤的事件越来越多。被狂犬咬伤会引起狂犬病。

狂犬病是一种非常危险的传染病，由狂犬病病毒引起。这种病毒由动物传播，尤以狗、猫常见，蝙蝠、豚鼠、兔、狼、狐等也可传播。狂犬病最显著的症状是"恐水"，即喝水时，病人会出现脸部肌肉抽筋，不能将水咽下，随后病人即使口非常渴也不敢喝水，故又名恐水症。

从被狂犬咬伤后到发病的这段时间称为潜伏期。潜伏期短的为10天，长的可为2年或更长。潜伏期的长短根据被咬部位距离中枢神经系统的远近、咬伤程度、感染病毒的数量不同而不同。如咬伤部位在面部或颈部，距离大脑就很近，再加上伤口很深，那么潜伏期就会很短，即被狂犬咬伤后很快就会发病。

一旦发病，各种治疗都不会有效，病人几乎全部死亡，全世界仅有数个存活的病例。但被狂犬咬伤后，若能及时正确处理，进行预防注射，则可避免发病。

把咬伤人的狗关起来，隔离2周，患有狂犬病的狗2周内必定死亡。当然，也有带狂犬病病毒而不发病的狗。这种狗对人的威胁最大，人们往往对其不加防范，而被咬伤的人却患上狂犬病。

1. 救治措施

（1）被咬后立即挤压伤口排出带毒液的污血或用火罐拔毒，但绝不能用嘴去吸伤口处的污血。

（2）彻底冲洗伤口。及时用大量的肥皂水或盐水、清水（1000毫升以上）反复多次冲洗伤口，至少冲洗半小时以上。若周围一时无水源，可先用人尿代替清水冲洗，然后再设法找水。冲洗伤口要彻底。狗咬伤的伤口往往是外面小里面深，所以冲洗的时候尽可能把伤口扩大，并用力挤压周围软组织，尽量把沾在伤口上的狗的唾液和伤口上的血液冲洗干净。

（3）局部消毒。冲洗后用2％～3％碘伏和75％酒精涂抹伤口局部消毒，尽量去除伤口内存在的狂犬病病毒，然后送医院进一步治疗。

（4）局部伤口原则上不缝合、不包扎、不涂软膏、不用粉剂，以利于伤口排毒。如果伤到头部或面部，或伤口大且深，伤及大血管需要缝合包扎，应该以不妨碍引流、保证充分冲洗和消毒为前提，做抗血清处理后可缝合。

记住：一定不要包扎伤口。就地、立即、彻底冲洗伤口，是成功抢救的关键。忘了冲洗伤口，或者马马虎虎冲洗一下，甚至涂红药水包扎好伤口就上医院的做法是错误的。

（5）注射狂犬病疫苗或狂犬病抗毒血清，任选一种。被疯狗咬伤后，马上与当地疾病预防控制中心联系，及早注射狂犬病疫苗。注射方法是在当天以及第3天、第7天、第14天、第28天各注射一次，共注射5次。

按规定及早注射狂犬病疫苗，可以保护大多数被狂犬咬伤的人不患狂犬病。

（6）可同时使用破伤风抗毒素和其他抗感染药物以控制狂犬病以外的其他感染，但注射部位应与狂犬病抗毒血清或狂犬病疫苗的注射部位错开。

2. 预防措施

应加强对狗的管理，发现狂犬一律捕杀并将其尸体深埋或焚烧。经批准喂养的狗应定期注射兽用狂犬病疫苗。专业屠宰人员应及时接种狂犬病疫苗。食用狗肉一定要彻底煮沸半小时以上，以免食用带狂犬病病毒的貌似健康的狗肉而引起感染。

➡ 被猫抓咬伤怎么办？

与狗相比，猫的性情要温顺得多，这是许多家庭选择养猫的原因之一。但是，猫的牙齿和爪子都很锐利，一旦被激怒，很容易咬伤、抓伤人体。猫的口腔和爪子往往带有很多病毒和细菌（如狂犬病病毒、破伤风梭菌、引起猫抓病的细菌），因此，被猫咬伤或抓伤后除了皮肤受损，还可能感染狂犬病、破伤风、猫抓病等，对人体造成极大伤害。猫抓病的主要症状是发热，伤口局部出现红、肿、疼痛，严重时累及淋巴管、淋巴结而引起淋巴管炎、淋巴结炎或蜂窝组织炎。

因此，如果被猫抓伤或咬伤，即使是小伤口也不要掉以轻心，一定要立即进行正确处理，减少感染发病的机会。首先应用肥皂水及清水洗净伤口，伤口的少量出血可以帮助清除猫唾液，故不需马上止血。伤口经清水冲洗后，用碘伏和75％酒精涂抹伤口局部进行消毒。症状较重者应立即去医院治疗。

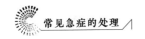

1. 救治措施

被猫抓伤或咬伤的具体处理措施参见狗咬伤的救治措施。

2. 日常注意事项

孩子和猫一起玩耍时，告诫孩子不要随便抚摸猫的身体，更不要玩弄它，以免激怒它。经常给猫洗澡，防止病菌繁殖。同时，还要让孩子注射相关疫苗。

➡ **被鸟或家禽啄伤了怎么办？**

养鸟是目前城市中一些中老年人的生活乐趣；另外，去菜市场购买禽类（如公鸡），难免被这些动物尖利的喙部啄伤。最常见的被啄伤部位是手和头面部，一般表现为开放性创伤，可出现出血、软组织损伤，较严重的是眼睛被啄伤。

被鸟或家禽啄伤可按如下方法处理：

（1）迅速远离以上动物，并判断啄伤部位、伤口深度和受伤程度。

（2）由于家养或动物园等圈养鸟类的嘴很少带菌，若被其啄伤，伤口较浅时，用75％酒精消毒即可，如有出血则要进行简单包扎处理。伤口较深时，应去医院进行常规外科处理。

（3）若被野生鸟啄伤且伤口很深，常规消毒后，最好及时去医院救治。

（4）如果眼睛被鸟或家禽啄伤，应迅速判断伤情后，尽快将伤者送往医院眼外科做眼功能检查，必要时进行手术处理，以免影响视力。

➡ **被蛇咬伤怎么办?**

社区居民在旅游或日常生活中如不注意,也有可能被蛇咬伤。被蛇咬伤的情况以南方为多。蛇分为毒蛇和无毒蛇两大类。我国大约有50余种毒蛇,剧毒者10余种,常见的毒蛇有眼镜蛇、五步蛇、金环蛇、银环蛇、蝮蛇等。

不同的毒蛇分泌的蛇毒不同,有的以神经毒素为主,会引起四肢肌肉瘫痪和呼吸肌麻痹,如金环蛇、银环蛇;有的以血液毒素为主,会引起凝血机制紊乱,导致出血、溶血、休克、心力衰竭,如竹叶青蛇、五步蛇等;有的是混合毒素,同时有神经毒素和血液毒素的特点,如眼镜蛇、蝮蛇。

1. 主要症状

被不同种类的毒蛇咬伤,临床表现不尽相同。

(1)神经毒素:以侵犯神经系统为主,局部反应较少,伤者会出现脉弱、流汗、恶心、呕吐、视觉模糊、昏迷等症状。

(2)血液毒素:以侵犯血液系统为主,局部反应快而强烈,一般在被咬后30分钟内,被咬伤部位开始出现剧痛、肿胀、发黑、出血等。较久之后,还可能出现水疱或化脓,会有皮下出血、血尿、咯血、流鼻血、发热等症状。

(3)混合毒素:同时有上述两种毒素的症状。

2. 急救措施

被无毒蛇咬伤后,在咬伤的皮肤上会留下一排到两排均匀而细小的牙痕,被咬伤部位会稍微疼痛,起水疱,但没有全身反应,无需特殊处理,只需用碘伏外擦伤口之后进行包

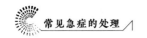

扎就可以了。

被毒蛇咬伤后，咬伤的皮肤上除了两排均匀而细小的牙痕，还有一个以上（一般为两个）大而深的毒牙牙痕。蛇毒顺着毒牙注入体内，引起严重中毒。

被毒蛇咬伤后最关键的是及时救治。如果延误治疗，常会危及生命；反之，如果能及时治疗，就可以避免或减轻中毒。可以按以下原则进行处理：

（1）被咬后应设法记住蛇的大小、颜色、花纹等，以便医生鉴别蛇的种类，从而决定是否为伤者注射抗毒血清。

（2）应保持冷静。千万不可以紧张乱跑、奔走求救。设法使伤口置于心脏水平以下的位置，否则会加速血液循环，毒素向全身扩散得更快。不可以喝酒、浓茶、咖啡等兴奋性饮料。

（3）立即绑扎。用止血带绑于伤口近心端上5～10厘米处，如果没有止血带，可用绳子、腰带、毛巾、手帕或撕下的布条代替。绑扎时不可太紧，应可通过一指，其程度应以能阻止静脉血液和淋巴液回流而不妨碍动脉流通为原则（与止血带止血法阻止动脉回流不同），一般每30分钟放松1次即可，每次放松1分钟，但应视实际状况而定，如果伤处肿胀逐渐严重，要检查是否绑得太紧，绑的时间应缩短，放松时间应增多，以免组织坏死。

（4）冲洗伤口，吸出或挤出毒液。立即用冷开水、泉水、自来水、淡盐水、肥皂水冲洗伤口，有条件的可用1:（2000～5000)高锰酸钾溶液、过氧化氢溶液（双氧水）、1%苯扎溴铵（新洁尔灭）等冲洗伤口，把伤口浅表处的毒液冲洗掉。如果伤口中有毒牙存在，应及时拔出。然后用消毒刀片将伤口切开成"十"字形，用吸奶器、拔火罐等将毒血吸出。也可以将患肢泡在 2‰ 的冷盐水中，从上而下挤压伤处 20～30 分钟，这样的排毒效果也较好。施救者应避免直接用口吸出毒液，因为如果口腔内有伤口可能引起施救者中毒。

（5）伤处冷敷。用冰块、冰水等冷敷伤口周围，可减缓毒素扩散与吸收。

（6）使用蛇药。我国生产的蛇药，如南通蛇药（季德胜蛇药）、上海蛇药、群生蛇药、湛江蛇药等，口服和外敷对蛇伤有较好疗效。有条件的应尽快使用，咬伤 24 小时后再使用，效果就不是很好了。其具体用法参见药物使用说明书。一些新鲜草药，如白花蛇舌草、半边莲、七叶一枝花等也有解毒作用。注意：外敷药只能敷在伤口周围，不能直接敷盖在伤口上，以免妨碍毒液从伤口排出。

（7）立即送医院治疗。除非肯定是无毒蛇咬伤，否则还是应看作毒蛇咬伤，并送至有蛇毒抗血清的医疗单位接受进一步治疗。在转运途中，要注意给伤者保暖，让其多喝水，并密切观察伤者的呼吸、脉搏，以防止其猝死。

➡ 怎么预防蛇咬伤？

（1）在野外露宿时，必须住在帐篷之内，将周围野草拔掉，乱石搬走，并在外围四周喷洒杀虫类药物。

（2）在爬山和过草地、森林时，随身携带树枝、棍棒或手杖，边敲打边前进，可事先赶走蛇。

（3）夜间行走时须穿上靴子或球鞋，并带上手电筒。

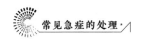

（4）随身携带蛇药以备急用。

（5）平时应熟悉各种蛇的特征及毒蛇咬伤急救法。

➡ 被蜂蜇伤怎么办？

蜂的种类有很多，如蜜蜂、黄蜂等。雄蜂是不伤人的，因为它没有毒腺及蜇针；刺人的都是雌蜂。雌蜂的尾刺连有毒腺，刺人时可将蜂毒注入人体内，引起局部和全身性症状。

蜜蜂刺人后，伤口局部出现红肿、疼痛，几个小时后可自行消退。如果蜂刺留在伤口内，则会引起局部化脓。黄蜂刺人后将蜇针缩回，还可以继续伤人。黄蜂蜂毒的毒性比较剧烈，人被蜇伤后伤口红肿、疼痛很明显，还会出现全身性症状。被群蜂蜇伤后症状严重，不仅出现皮肤红肿、疼痛，还有头晕、眼花、恶心、呕吐、面部水肿、呼吸困难、烦躁不安，甚至出现昏迷、休克。对蜂毒过敏者，即使只被一只蜂刺伤，也会引起严重的全身性反应。

被蜂刺伤后可按如下方法处理：

（1）仔细检查刺伤的部位，如果皮肤内留有毒刺，应先将其拔除。

（2）如果被蜜蜂刺伤了，因为蜜蜂毒液是酸性的，可选用肥皂水或3％氨水、5％碳酸氢钠、淡盐水等洗敷伤口；若被黄蜂刺伤，要用食醋冲洗或用食醋纱条敷贴。

（3）如果有南通蛇药，可将药片用温水溶化后涂于伤口周围，再口服蛇药片。

（4）如果有变态反应（过敏反应），轻者可口服阿司咪唑 1 片，每日 1 次；或氯苯那敏 4 毫克，每日 3 次。

（5）全身性症状严重者应尽快送医院救治。

➡ **被蚊子叮咬了怎么办**？

夏天到来后，蚊子随之开始"猖狂"，尤其在雨季更是大量繁衍，因为蚊子的幼虫只能在水中存活。蚊子的叮咬不仅使人难以入眠，而且还会传播疾病。

1. 处理方法

（1）止痒。一般人被蚊子叮咬后，都会出现红肿、瘙痒、疼痛等症状，这时可用碱性物质进行缓解，如将香皂或肥皂蘸水在红肿处涂抹，能在数分钟内止痒；也可以涂上花露水、风油精、清凉油等；还可用芦荟叶中的汁液止痒。

（2）防抓挠。被蚊子叮咬后，切忌乱抓乱挠，否则容易造成细菌感染。

（3）消炎。对于症状较重或有继发感染的，可口服抗生素消炎，同时及时清洗并消毒被叮咬的伤口，适量涂一些红霉素软膏等。

（4）蚊子可以传播乙型脑炎和多种热带病（如疟疾、丝虫病、黄热病和登革热）。夏、秋季被蚊子叮咬后如果发现有高热、呕吐，甚至惊厥等症状，应及时去医院就诊。

2. 预防措施

（1）清理孳生蚊虫的环境。蚊子的生长发育必须要有水。只要有水（哪怕一点一滴），3 天就可孳生蚊虫。家中无盖的废弃瓶子、泡菜坛子的盖上、花盆底下、房前屋后的排水沟、未清洗的厕所都很容易孳生蚊虫。所以要清理这些

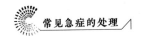

有死水的地方，不给蚊子生长的"土壤"。

（2）正确掌握灭蚊驱蚊的方法。人们在使用气雾剂灭蚊的过程中存在使用量过大的误区，这样效果反而不好。效果好坏关键看喷的位置，应向蚊子的隐藏处喷药，适量即可，不要满屋子喷。蚊香使用时要放在上风口，最好在睡前2～3小时开始使用。需要注意的是，蚊香质量好坏取决于涂的药物是否足够和是否易断，不是产生的烟越大越好，微量烟最好。

（3）使用蚊帐。尽量穿长袖衣裤。外出前可以在全身涂抹适量的驱蚊用品。在野外应尽量避免在草丛中穿行。

（4）在使用驱蚊用品，特别是直接接触皮肤的防蚊剂、膏油等时，要注意观察是否有过敏现象。

➡ 被甲鱼咬住不放怎么办？

甲鱼又叫鳖或团鱼，俗名"王八"，富含蛋白质。但人们在捕杀甲鱼时，常因不小心被其咬住手，一时紧张害怕，不是甩手便是使劲扯。其实，这样不但不能挣脱，反而会使甲鱼越咬越紧，用力过猛甚至会把皮肉撕脱，增加不必要的痛苦。

一旦被甲鱼咬住，可按以下方法处理：

（1）一旦被甲鱼咬住，应保持镇静，尽量避免甩、扯。安静下来，当甲鱼觉得危险不存在时，常会自动松口。

（2）迅速将甲鱼浸入较深的水中，甲鱼进入水后，出于生存本能，即会松口逃走。

（3）用头发丝插入甲鱼头部两侧的中孔（这个部位是甲

鱼的鼻孔所在，此部位非常敏感），也能立即生效，使甲鱼松口。

（4）摆脱甲鱼后，清水清洗后应尽量从伤口内挤捏出少量鲜血，以防止伤口感染。被咬处应用碘伏和75％酒精擦洗消毒。有条件者最好去医院注射破伤风抗毒素。

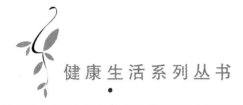

健康生活系列丛书

灾害事故篇

"天有不测风云",天灾以其巨大的破坏力,常常让人们难以承受。掌握相关的急救知识,对自救和救人并最大限度地减少伤害意义重大。

➡ 塌方时怎样救人？

在建房、拆房、挖隧道、意外爆炸及发生自然灾害（如地震、台风、水灾、泥石流等）时，由于石块、泥土塌陷，可使人被松土或石块等压埋，造成压埋伤。压埋伤一般较重，内脏破裂、出血、骨折、瘫痪、窒息等情况都可能发生。因此，对被压埋者必须争分夺秒地抢救。

对被压埋者的抢救应注意以下几点：

（1）当被压埋者完全被土石掩压时，抢救者应先确定被压埋者的被埋位置，不要盲目乱挖，一是避免耽误时间，二是避免误伤被压埋者。挖找时不能用铁锹等铁器硬物猛挖、锤击，只能将土石轻轻扒开。

（2）挖找时应尽快使被压埋者的头部显露。被压埋者露出头部后，应迅速清除其口腔、鼻孔内的泥土等异物，以保证其呼吸道通畅。

（3）当被压埋者部分身体露出后，切不可生拉硬拽，而应将土石或重物清除掉，使其身体彻底露出来，再轻轻将其移出，否则容易造成被压埋者新的骨折或造成截瘫，或新的撕裂伤。

（4）被压埋者被救出后，如呼吸、心脏搏动已停止，应立即进行人工呼吸和胸外心脏按压，直到被压埋者恢复呼吸与心脏搏动，或确认已死亡为止。

（5）被压埋者的呼吸、心脏搏动恢复后，迅速检查其身体，了解受伤部位及伤口情况，注意有无骨折、瘫痪、出血。

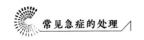

（6）为防止被压埋者发生其他疾病，尽快清洗其眼、鼻、口、耳及身上的泥土、污物，同时迅速送医院处理，在护送途中注意保暖。

➡ 发生水灾时如何自救？

近年来由于极端气候，水灾成为城市在多雨季节遭遇的一个较为棘手的问题。遭遇水灾时应如何自救呢？

（1）如果来不及转移，不必惊慌，住在低层楼房或地势较低的家庭或商户，可向高处（如结实的楼房顶）转移，等候救援人员营救。

（2）为了防止洪水进入房屋内，首先要堵住大门下面所有空隙，最好在门槛外侧放上沙袋。沙袋可用编织袋、布袋或塑料袋，里面塞满泥土、沙石等。如果估计洪水还会上涨，那么底层窗槛外也要堆上沙袋。

（3）如果洪水不断上涨，应在高楼层储备一些食物（干粮、饮用水）和保暖衣物等。

（4）如果水灾严重，水位不断上涨，应自制木筏逃生。任何下水能浮的东西，如床板、箱子及柜子等，都可以用来制作木筏。如果一时找不到绳子，可将床单、被单撕开来代替。

（5）在爬上木筏之前，一定要试试木筏能否漂浮。食品、发信号用具（如哨子、手电筒、旗帜、鲜艳的床单）、划桨等是必不可少的。在离开房屋漂浮之前，要吃些含较高热量的食物，如巧克力、糖、甜糕点等，并喝些热饮料，以增强体力。

（6）在出门之前，应注意关闭煤气阀、电源总开关等。时间允许的话，将贵重物品用毛毯卷好，收藏在楼上的柜子里。出门时最好把房门或店门关好，以免家产随水漂流掉。

➡ 家中失火时如何脱险？

（1）沉着冷静，根据实情选择最好的自救方案。千万不要惊慌。不要大呼大叫，要根据火势、房屋结构，冷静而又迅速地选择最佳的自救方案。

（2）防烟堵火，这是非常关键的。当火势还没有蔓延到房间里面时，紧闭门窗、堵塞孔隙，防止烟火窜入。如果发现门、墙发热，说明大火已经逼近，这时千万不要开窗、开门，不然迎面而来的火势可烧伤人体。可以把棉被用水浇湿，堵住门缝或窗缝，并不断浇水；同时，用折成8层的湿毛巾捂住嘴、鼻，如果一时找不到湿毛巾可以用其他棉织物替代，其除烟率较高，可以滤去 $10\%\sim40\%$ 的一氧化碳。另外，因为热空气上升的作用，火灾中产生的大量浓烟将飘浮在房间的上层，所以，在火灾中离地面30厘米以下的地方还应该有空气。因此，在浓烟中尽量采取低姿势爬行，头部尽量贴近地面，以避开处于空气上方的毒烟。

（3）设法脱离险境。底层的居民应夺门而出。楼上的住户在楼道火势不大或没有坍塌危险的情况下，可裹上浸湿了的毯子、被子、非塑料制的雨衣等，快速冲下楼梯。若楼道被大火封住而无法通过，可顺着墙外的排水管下滑或利用绳子沿阳台逐层跳下。

（4）尽快发出求救信号。发生火灾，呼救往往不易被发

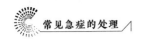

现，而且还很容易呛入毒烟。可以用竹竿撑起鲜明衣物，不断摇晃，红色最好，黄色、白色也可以，或打手电筒，或不断向窗外扔不易伤人的衣服等软物品，或敲击面盆、锅、碗等。

（5）生命是最重要的，不要因为贪恋钱财而耽误了脱险的最佳时机。

➡ 火灾中自己或他人身上着火了如何处理？

发生火灾时，在逃生过程中或是被困火场时，有可能身上会着火。如不及时将火扑灭会烧伤身体，所以应立即弄熄火焰。其具体措施如下：

（1）快速脱去燃烧衣物或缓慢就地翻滚或就近跳入水池（不会游泳者这个办法不适用），熄灭火焰。

（2）向身上着火的人泼水，既可以灭火，还可以降温防止烧伤。

（3）可就近用不容易着火的大衣、毛毯、雨布（不能用塑料雨衣）、棉被等裹住全身，隔绝空气而灭火。

（4）千万不要奔跑呼叫，以免风助火势，烧伤头面部和呼吸道。也要避免用双手扑打火焰，造成双手损伤。

（5）身上的火熄灭后，如果衣服与皮肤粘在一块，不要强行脱下衣服，以免把皮肤撕下来。

➡ 如何预防火灾？

日常生活中，如果我们注意细节，就可以防止火灾的发生，确保家庭平安。

（1）小心烟头。烟头虽小，可危害性大。燃着的香烟随处乱放、烟头没有彻底熄灭就乱扔、躺在床上吸烟，都会烧着衣服、书报、床铺，引起火灾；烟头乱扔引起塑料、纸张等燃烧，从而引发火灾。因此，吸完烟后应将烟头"掐死"，放在烟灰缸或金属、玻璃等不易燃烧的器皿内，不要随意乱扔。

（2）预防电器火灾。这包括四个方面的内容：电器的选择、导线的选择、电器的安装和使用。电器应选择名牌厂家生产的合格产品，不要贪图便宜，购买不合格的电器产品，造成家庭安全的隐患。每隔一段时间应检查电线是否有磨损、老化等，不要私拉乱接电线。如要安装电器，请专业电工人员帮忙。电器安装要符合规定，要按说明书的要求操作。电饭煲、取暖炉、洗衣机、热水器、空调、电冰箱等大功率电器应该单独使用一个插座，以免插座负担过重，引起线路失火。平时不使用电器时，要拔掉电器插头。

（3）防止儿童玩火。火柴、打火机应小心放置，不要让儿童拿去玩耍，否则极易酿成火灾。春节期间，应避免儿童燃放烟花爆竹。应远离易燃易爆物品，如液化气罐等。

（4）管好明火。燃着的蜡烛、点燃的蚊香、火炉应该远离床铺、窗帘、木窗框等，旁边不要堆放废纸等易燃物品。

（5）正确使用液化气。低年龄儿童不要使用液化气。大龄儿童初学使用燃气灶时，要按大人的指示去做。用液化气烧火煮饭，要专心看守，随时调节气量，防止汤水漫出将火焰浇灭，造成漏气，发生危险。液化气罐要远离火源直立使用，不能倒立和用火烘烤。严禁串气倒罐或把罐内残液倒出

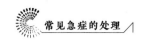

来作为他用。经常检查液化气灶的胶皮管及开关是否完好无损。发现液化气外漏应立刻关火并仔细检查，通知煤气站工作人员进行修理。

➡ 如何抢救被雷击伤者？

在雷雨天，如果遇上被雷击伤者，首先不要慌乱，注意沉着冷静地做到以下几点：

（1）对被雷击伤者应就地抢救，先将其面向上平卧，松解衣扣、胸罩、腰带等。

（2）立即进行口对口人工呼吸和胸外心脏按压，直至被雷击伤者的呼吸、心脏搏动恢复正常。由于被雷击伤者往往会出现假死现象，故应持续做口对口人工呼吸和胸外心脏按压，直到确认其已经死亡。

（3）在抢救的同时，应通知医生前往现场抢救。被雷击烧灼的伤口，可按烧伤的处理方法处理。经初步抢救后送医院急救。

➡ 如何预防雷击？

雷击虽然是不可避免的自然灾害，但是否遭遇雷击却与我们的行为密切相关。如果懂得一些预防雷击的方法，并采取科学措施，是可以避开雷击的。

（1）雷雨天不要在室外走动或大树下避雨，不要把铁锹、锄头等扛在肩上，拿掉身上的金属物品，蹲下防雷击。在室外感到头发竖立、皮肤刺痛、肌肉发抖，即有将被闪电击中的危险，应立即卧倒在地，可避免雷击。

（2）打雷时应关闭电视、电脑、电话等电器，拔掉电视信号线、电话线等，关好门窗。

（3）打雷时远离电灯、电源，不靠近柱子和墙壁，防止引起感应电。

（4）打雷时高楼住户须赶快进屋，游泳者须尽快上岸。

➡ 外出遇到冰雹怎么办？

在外出行时，如果突然遭遇冰雹天气，应及时采取措施以避免或减少伤害。

（1）迅速就近寻找高大的房屋建筑来躲避。如果近处没有可遮蔽的地方，可利用身上较结实的东西如背包、较厚的衣服等遮盖头部。注意千万不要盲目躲在树下。

（2）如果自己不慎被冰雹砸伤，应尽快找到躲避之处并休息一会；如果发现他人被砸伤，应尽快帮助其躲避，然后观察伤者意识状态，再按前述被砸伤的情况进行处理。

➡ 发生地震时怎么办？

对于地震，目前人类虽然还不能完全避免和控制，但是只要能掌握自救互救技能，就能使伤害降到最低限度。

（1）地震前做准备。地震是地球运动的必然结果。平时最好了解一些关于地震的基本知识，建立家庭地震应急预案。①在地震高发区，居民可储备饼干、矿泉水等基本的应急食品；②了解家庭房屋附近可能的危险源分布情况，一旦发生地震，要回避这些危险源；③积极参加地震应急演练，掌握自救互救基本技能。

（2）地震时不要惊慌。破坏性地震从人感觉振动到房物被破坏，时间一般只有 10 秒左右。在这短短的时间内，人们千万不要惊慌，而应根据所处环境，迅速做出保障安全的抉择。如果住的是平房，那么你可以迅速跑到门外。如果住的是楼房，千万不要跳楼和奔跑，应立即切断电闸、关掉煤气，暂时躲避到卫生间等地方，或是桌子、床铺等下面，也可头顶被褥、枕头、棉衣等。远离窗户，因为窗户玻璃可能被震碎。震后迅速离开房屋，因为可能还有强烈的余震。有人观察到，地震中，不少不幸去世者并不是因为房屋倒塌被砸伤或挤压伤致死，而是由于精神崩溃，失去生存的希望乱喊乱叫，在极度恐惧中"扼杀"了自己。这是因为，乱喊乱叫会加速人体新陈代谢，增加氧和能量的消耗，使体力下降，耐受力降低；同时，大喊大叫必然会使人吸入大量烟尘，容易造成窒息，增加不必要的伤亡。正确的态度：在任何恶劣的环境中，始终保持镇静，分析所处环境，寻找出路，等待救援。

（3）寻找藏身处，远离危险区。在学校、商店、闹市区等人群聚集的场所，如发生地震，最忌慌乱，应立即躲在课桌、椅子或坚固物体的下面；在家应躲进卫生间或厨房等小房间，待地震间隙立即撤离建筑物。要特别注意保护好自己的头部。教师、保安等现场工作人员必须冷静地指挥人们就地避震，绝不可带头乱跑。如在街道上遇到地震，应用手护住头部，迅速远离楼房，到比较宽阔的街心地带，不然楼房倒塌后很可能把人掩埋。如在郊外遇到地震，要注意远离山崖、陡坡、河岸、树木及高压线等。切记不要躲进地窖、隧道或地下通道内，因为碎石瓦砾会堵塞出口，况且地道本身也可能塌陷。正在行驶的汽车和火车要立即停车。尽快远离附近的储油罐、加油站、有毒气体源等易燃易爆危险品和危险区域。

（4）寻找避难所。脱离险境后，应撤离到政府指定的公园、草地、场馆、开阔地带等应急避难场所，听从政府的安排，有序领取救灾物资。自身条件具备的单位和个人，应积极协助政府救灾。

（5）被埋保体力。如果在地震中不幸被废墟埋压，要尽量保持冷静，设法自救。无法脱险时，首先要保存体力，尽力寻找水和食物，创造生存条件；其次，要尽可能利用手边的简易工具，间歇性地敲打附近的坚硬器物，发出求救信号，耐心等待救援。

➡ 如何处理地震伤？

（1）止血、固定。砸伤和挤压伤是地震中常见的伤害。对于外出血，应首先止血，抬高患肢，同时呼救。对于开放性骨折，不应做现场复位，以防止组织再度受伤，一般用清洁纱布覆盖受伤的地方，做简单固定后再进行转运。不同部位骨折，按不同要求进行固定。应按不同伤势、伤情进行分类、分级，送医院进一步处理。

（2）妥善处理伤口。遇到皮肤有大面积创伤者，要保持创面清洁，用干净纱布包扎创面。怀疑有破伤风梭菌感染时，应立即与医院联系，及时诊断和治疗。大面积创伤和严重创伤者可口服糖盐水，预防休克发生。

（3）防止火灾。地震常引起许多"次灾害"，火灾是常见的一种。应尽快脱离火灾现场，脱下燃烧的衣帽，或用湿衣服覆盖身体，或卧地缓慢打滚，也可用水直接浇泼灭火。千万不要用双手扑打火苗，否则会引起双手烧伤。对烧伤处用消毒纱布或清洁布料包扎后送医院进一步处理。

➡ 发生地震时如何抢救他人？

地震导致人体损伤及死亡的重要原因有塌方、煤气泄漏、触电、溺水和火灾。其中最多的致伤原因是塌方。伤者被房屋的房梁等构件砸伤、砸死，被掩埋或围困在土石、瓦砾之中。不少伤情严重者还来不及抢救就死亡，也有不少人是因为被尘土掩埋窒息而死亡。

（1）对埋在瓦砾中的幸存者，先建立通风孔道，以防止缺氧窒息。然后利用各种器械救人，但不宜多人践踏，以防误伤。

（2）轻拉幸存者双脚或双手，从缝隙中缓缓将其拉出，注意保持脊柱水平轴线及稳定性。

（3）快速清除压在幸存者头面部、胸腹部的砂土和口中异物，保持呼吸道通畅。

（4）从废墟中救出幸存者后及时检查伤情，遇到幸存者有头脑外伤、意识不清、面色苍白、休克状态、大出血等危重症应优先救护，尽快送医院。

（5）对外伤、骨折给予包扎、止血、固定。对脊柱骨折者要正确搬运，以免使骨折加重。

（6）由于地震的震动和恐惧心理，原来有心脏病、高血压者，病情可能加重、复发，引起猝死。对此类幸存者要特别小心关照。

（7）开放伤口应该早期清洗创面，抗感染，并注射破伤风抗毒素。